மேயோ கிளினிக்

இரத்த மிகை அழுத்தமும் உங்கள் இதயமும்

உங்கள் உயிரைப் பாதுகாக்க உதவும் 5 படிகள்

D1763308

செல்டோன் செப்ஸ் எம்.டி

தமிழில்

மருத்துவர் சிவசுப்ரமணிய ஜெயசேகர்

மீள்பார்வை

அடையாளம் பதிப்புக் குழு

நலவாழ்வு
எல்லாருக்கும்

முதல் பதிப்பு: 2012

© மேயோ கிளினிக், © தமிழ் மொழிபெயர்ப்பு: அடையாளம்

வெளியீடு: நலவாழ்வு எல்லாருக்கும்

அடையாளம், 1205/1 கருப்பூர் சாலை, புத்தாநத்தம் 621310, திருச்சி மாவட்டம், தமிழ்நாடு, இந்தியா. தொலைபேசி: (+91) 04332 273444.

இந்நூல் *மேயோ கிளினிக்கின் ஹை பிளட் பிரஸர் அண்ட் யுவர் ஹார்ட்: 5 ஸ்டெப்ஸ் யு கேன் டேக் தட் குட் சேவ் யுவர் லைஃப்* என்னும் ஆங்கில நூலின் தமிழாக்கமாகும். மொழிபெயர்ப்பின் துல்லியத் தன்மைக்குப் பதிப்பாளரே பொறுப்பாவார். இதற்கான மொழிபெயர்ப்பு உரிமையை மேயோ கிளினிக் (அமெரிக்கா) அடையாளத்திற்கு வழங்கியுள்ளது.

'நலவாழ்வு எல்லாருக்கும்' எனும் முத்திரை உடல்நலக் கல்விக்கான அடையாளத்தின் வெளியீடுகளைக் குறிக்கும். இவ்வரிசையில் வெளிவரும் தரமான மருத்துவ நூல்கள் குறைந்த விலையில் வழங்கப்படுகின்றன. எனவே இவ்வரிசை நூல்களை வாங்குவது மேலும் பல தரமான மருத்துவ நூல்களைக் கொண்டுவருவதற்கு உதவும். அதிகமான படிகள் வாங்கிப் பரவலாக்க விரும்புவோருக்குச் சிறப்புக் கழிவு உண்டு.

மதிப்புரையாளர்: டாக்டர் பொ.ரா. சிவகுமார் எம்டி., எம்ஆர்சிபி (இங்.)

நூல் வடிவம்: த பாபிரஸ், அச்சாக்கம்: அடையாளம் பிரஸ், இந்தியா

ISBN: 978 81 7720 119 2

விலை: ₹ 40

iraththa mikai aluththamum unkal ithayamum is the Tamil translation of *High Blood Pressure & Your Heart*. First Tamil Edition: 2012, Published by Adaiyaalam, 1205/1 Karupur Salai, Puthanatham 621310, Tamilnadu, India, email: info@adaiyaalam.net

பொருளடக்கம்

1. இரத்த மிகை அழுத்தத்தைப் புரிந்துகொள்வோம் — 4
2. இரத்த மிகை அழுத்தம் அபாயகரமானது, ஏன்? — 9
3. உங்கள் இரத்த மிகை அழுத்தச் சிக்கலை அதிகரிப்பவை எவை? — 14
4. நோயறிதலும் மருத்துவமும் — 19
5. இரத்த மிகை அழுத்தத்தைக் கட்டுப்படுத்துவது எப்படி? — 22
   - படி 1: ஆரோக்கியமாக உண்ணுங்கள் — 27
   - படி 2: எப்போதும் சுறுசுறுப்புடன் இருங்கள் — 45
   - படி 3: புகையிலைப் பொருட்களைத் தவிருங்கள், மதுவைக் குறையுங்கள் — 52
   - படி 4: மன அழுத்தத்தைச் சமாளித்தல் — 57
   - படி 5: உங்கள் மருந்துகளை முறையாக எடுத்துக் கொள்ளுங்கள் — 64
6. ஆரோக்கியத்துடன் வாழ்தல் — 74

இரத்த மிகை அழுத்தத்தைப் புரிந்துகொள்வோம்

உயர்ந்த இரத்த அழுத்தம் (இரத்த மிகை அழுத்தம்) பற்றி பொதுமக்கள் பெரிதும் கவலை கொள்வதில்லை. ஆனால் நீங்கள் இது பற்றி அதிகம் கவலைப்படவேண்டும். ஏனெனில் கட்டுப்பாடின்றி உயர்ந்து காணப்படும் இரத்த அழுத்தமே மரணத்திற்கும் கடும் நோய்ச்சிக்கல்கள் வரவும் முதல் காரணமாக விளங்குகிறது. மாரடைப்பு (இதய தசையழிவு), மூளைத்தாக்கு, சிறுநீரக செயலிழப்பு ஆகியவற்றால் ஏற்படும் மரணத்திற்கும் இரத்த மிகை அழுத்தமே காரணமாகிறது.

எண்கள் எவற்றைக் குறிக்கின்றன?

இரத்த அழுத்தம் என்றால் என்ன? மிகுந்த விசையுடன் இரத்தம் இதயத்தால், நாளச்சுவர்களுக்கு எதிராகத் தள்ளப்படுவதால் ஏற்படும் அழுத்தமே இரத்த அழுத்தமாகும். உங்கள் இரத்த அழுத்தம் இரண்டு எண்களால் குறிக்கப்படுகிறது. இதய சுருங்குநிலை அழுத்தம் (மேலேயுள்ளது) இதய விரிவுநிலை அழுத்தம் (கீழேயுள்ளது).

உங்களுடைய இரத்த அழுத்தம் ஒவ்வொரு முறையும் உங்கள் இதயம் சுருங்கி இறுகும்போது உச்சபட்ச அளவை எட்டுகிறது. இவ்வாறு இதயத்தில் இரத்தம் விசையுடன் வெளியேற்றப் படும்போது உயரும் உயர்வுதான் உங்களின் 'இதய

இரத்த அழுத்த அளவீடுகளைத் தெரிந்துகொள்ளுதல்

இரத்த அழுத்த அளவீடுகளை நான்கு வகைகளாகப் பிரிப்பர். இரத்த மிகை அழுத்த நோய் என நிர்ணயம் செய்ய குறைந்தபட்சம் இரண்டு அல்லது அதற்கு மேற்பட்ட தரநிர்ணயம் செய்யப்பட்ட அளவீடுகள் (உயர்ந்த இதய சுருங்கு நிலை அழுத்தம் அல்லது விரிவுநிலை அழுத்த அளவீடுகள் அல்லது இரண்டும்) இரண்டு அல்லது அதற்கு மேற்பட்ட மருத்துவர் பார்வையில் பதிவு செய்யப்பட வேண்டும். மருத்துவம் உங்கள் இரத்த அழுத்த அளவீடுகளைப் பொறுத்ததாகும். மேலும் உங்களுக்கு இதய நோய்கள், சிறுநீரக நோய்கள் அல்லது நீரிழிவு உள்ளதா என்பதைப் பொறுத்தும் மாறுபடும்.

மேலேயுள்ள எண் (இதய சுருங்கு நிலை அழுத்தம் – சிஸ்டாலிக்)		**கீழேயுள்ள எண் (இதய விரிவு நிலை அழுத்தம் – டயஸ்டாலிக்)**	**எண்கள் எதைக் குறிக்கிறது?**
120 க்கு கீழ்	மற்றும்	*80க்கும் கீழ்*	இயல்பான இரத்த அழுத்த நிலை
120 லிருந்து 139 வரை	அல்லது	*80 லிருந்து 89 வரை*	இரத்த மிகை அழுத்தம் ஏற்படுவதற்கான முன் நிலை
140 லிருந்து 159 வரை	அல்லது	*90 லிருந்து 99 வரை*	இரத்த மிகை அழுத்தம் – முதல்நிலை
160 அல்லது அதற்கும் மேற்பட்ட நிலை	அல்லது	*100 அல்லது அதற்கும் மேற்பட்ட நிலை*	இரத்த மிகை அழுத்தம் – இரண்டாம் நிலை

எண்கள் பாதரசத்திற்கான மிமி அலகால் குறிக்கப்படுகின்றன.
ஆதாரம்: நேஷனல் இன்ஸ்டிடியூட் ஆஃப் ஹெல்த், அமெரிக்கா, 2003

சுருங்குநிலை' *(சிஸ்டாலிக்)* இரத்த அழுத்தமாகும். துடிப்பிற்கு நடுவில் உங்கள் இதயம் ஓய்வெடுக்கிறது. அப்போது இதயம் விரிவடைந்த நிலையில் இதய அறைக்குள் இரத்தம் உடல் முழுவதிலிருந்தும் பாயும். இந்தநிலையில் இரத்த அழுத்தம் குறைந்து காணப்படும். இதனை 'இதய விரிவு நிலை' இரத்த அழுத்தம் என்பர். உங்களுக்கு இரத்த மிகை அழுத்தம் காணப்படும்போது உங்கள் இதயம் மிகுந்த அழுத்தத்திற்கு எதிராக இயல்பைவிட

இரத்த மிகை அழுத்தம்: ஒரு மௌனக் கொலையாளி

பலருக்கும் இரத்த அழுத்தம் மிகவும் உயர்ந்து அபாயகரமான உடல் நிலையை எட்டிய போதிலும் அவர்களுக்கு அதற்கான அறிகுறிகள் ஏதும் தென்படாது. எனவேதான் இதனை 'மௌனக் கொலையாளி' என்கின்றனர்.

இரத்த அழுத்தம் உயர்ந்து காணப்படும் சிலருக்கு மட்டும் லேசான தலைவலி, எப்போதாவது மயக்க உணர்வு, அல்லது மூக்கிலிருந்து இரத்தம் வடிதல் போன்றவை இயல்புக்கு மாறாக ஏற்படலாம். எனினும் இவையெல்லாம் குறிப்பானவை அல்ல. எனவே நீங்கள் குறைந்தபட்சம் இரண்டு ஆண்டுகளுக்கு ஒருமுறையாவது உங்கள் இரத்த அழுத்தத்தைப் பரிசோதித்துக் கொள்வது நல்லது. குறிப்பாக உங்களுக்கு இரத்தமிகைஅழுத்த முன்நிலை காணப்பட்டாலோ, இதயத்திலும் இரத்த நாளங்களிலும் நோய் ஏற்படும் சிக்கல்கள் இருந்தாலோ, அடிக்கடி பரிசோதித்துக் கொள்வது அவசியமாகும்.

அதிக விசையுடன் பணியாற்றி இரத்தத்தை உங்கள் உடலெங்கும் பரவச்செய்கிறது.

எப்படியாகிலும் கிட்டத்தட்ட எல்லோருக்குமே இரத்த அழுத்த உயர்வு ஏற்படுகிறது. உங்களுக்கு 55 வயதுவரை இரத்த மிகை அழுத்த நோய் இல்லை என்றாலும், பிற்காலத்தில் உங்களுக்கு இந்நோய் 90 சதவீதம் ஏற்பட வாய்ப்புள்ளது. ஆனால் நல்ல வேளையாக உயரும் இரத்த அழுத்தத்தைப் பரிசோதனை மூலம் எளிதில் கண்டறியலாம். ஒருவேளை உங்களுக்கு இரத்த மிகை அழுத்தம் இருப்பது கண்டறியப்பட்டால் உங்கள் மருத்துவருடன் ஆலோசித்து அதனைக் கட்டுக்குள் வையுங்கள்.

இரத்த மிகை அழுத்த முன்நிலை: எச்சரிக்கை ஒலியைக் கவனியுங்கள்

உங்களுடைய இதயச் சுருங்குநிலை இரத்த அழுத்தம் 120 முதல் 139 வரை அதிகரித்து, நீடித்துக் காணப்பட்டாலோ, அல்லது உங்கள் இதய விரிவுநிலை இரத்த அழுத்தம் 80 முதல் 89 வரை காணப்பட்டாலோ உங்களுக்கு இரத்த மிகை அழுத்த முன்நிலை உள்ளதாகக் கொள்ளலாம். இப்போதே நீங்கள் நடவடிக்கை எடுக்காவிட்டால் உங்களுக்கு இருக்கும் இரத்த அழுத்த முன்நிலை விரைவாக அதிகரித்து நீங்கள் இரத்த மிகை அழுத்தத்திற்கு ஆளாக நேரிடலாம்.

இரத்த மிகைஅழுத்த முன்நிலை எவ்வித அறிகுறிகளையும் ஏற்படுத்தாது. இதனைக் கண்டறியும் ஒரேவழி உங்கள் இரத்த அழுத்த

அளவீடுகளை முறையாகக் குறித்து வைத்துப் பராமரிப்பதே ஆகும்.

அப்படியானால் இரத்த மிகை அழுத்த முன்நிலையிலிருந்து, இரத்த மிகை அழுத்த நோய் ஏற்படாமல் தடுக்கவோ தள்ளிப் போடவோ நீங்கள் என்ன செய்யவேண்டும்? நீங்கள் நல்ல உடல் ஆரோக்கியத்துடன் காணப்பட்டால், உங்கள் மருத்துவர் உங்களுக்கு மருந்துகளைக் காட்டிலும், வாழ்க்கை முறை மாற்றங்களையே பரிந்துரைப்பார். சில வாழ்க்கை முறை மாற்றங்கள் உங்களுக்கு உங்கள் இரத்த அழுத்த உயர்வைக் கட்டுப்படுத்த உதவும் – உணவுப் பழக்கவழக்க மாற்றங்கள், சுறுசுறுப்புடன் இருத்தல், புகையிலைப் பொருட்களை நிராகரித்தல், மதுவைக் குறைத்தல், மன அழுத்தத்தைக் கட்டுப்படுத்துதல் போன்றவை. இவை பற்றி இச்சிறு நூலில் பின்வரும் பக்கங்களில் விவரிக்கப்படும்.

ஆனால் உங்களுக்கு இதய, சிறுநீரக நோய்கள், அல்லது நீரிழிவு நோய் இருந்தால் நீங்கள் உங்கள் இரத்த அழுத்தத்தை 130/80 என்ற அளவிற்குள் வைக்க வேண்டும். இதற்குப் பெரும்பாலும் மருந்துகள் தேவைப்படும். வாழ்க்கை முறை மாற்றங்கள் பின்னர் உங்கள் மருந்துத் தேவையைக் குறைக்கலாம். ஆனால் உங்கள் மருத்துவரிடம் கலந்தாலோசிக்காமல் மருந்துகளை நிறுத்தாதீர்கள்.

இரத்த மிகை அழுத்தம் அபாயகரமானது, ஏன்?

இரத்த மிகை அழுத்தம் மெல்லமெல்ல பல ஆண்டுகள் அமைதியாக உங்கள் உடலைப் பாதிக்கும் அல்லது அறிகுறிகள் வெளிப்படும்முன் உங்களுடைய உடலைப் பாதித்து விடும். உங்களுடைய இரத்த மிகை அழுத்தத்தைக் குறைக்க வேண்டிய நடவடிக்கைகளை நீங்கள் எடுக்கத் தவறினால் அது உங்கள் உடல்நலத்தைச் சிக்கலாக்கி விடும். இதயம், நாளங்கள், மூளை, சிறுநீரகங்கள், கண்கள் ஆகியவற்றில் பாதிப்பை ஏற்படுத்தலாம்.

இதயத்திலும் நாளங்களிலும் ஏற்படுத்தும் பாதிப்புகள்

கட்டுக்குள் வைக்கப்படாத இரத்த அழுத்தம் உங்கள் இதயத்தையும் நாளங்களையும் பல்வேறு விதங்களில் பாதிக்கலாம். அவை பின்வருமாறு:

- **இதயத்தமனி நோய் (சிஏடி).** உங்கள் இதயத்திற்குள் பாயும் இரத்தம், நாளங்களில் எளிதாகச் சென்றுவர இயலாதபோது இதயத் தமனி நோய் ஏற்படுகிறது. நீண்டகால உயர் இரத்த அழுத்தத்தால் உங்கள் நாளங்களின் சுவர்கள் தடித்து எளிதில் சுருங்கி விரியும் தன்மையை இழந்துவிடும். இதனால் நாளங்கள் மென்மையிழந்து கடினமாகிவிடும் (ஆர்டீரியோ ஸ்கிளிரோசிஸ் - தமனி நாளம் கடினமாதல்).

அல்லது இதயத் தமனி நாளங்களுக்குள் வளர்ந்த கொழுப்பு படிவங்களால் *(ப்ளேக்ஸ்)* இரத்த ஓட்டத்திற்குத் தடை ஏற்படும் *(அதிரோஸ்கிளிரோசிஸ் – நாளம் கடினமாதல்)*. இதய இரத்த ஓட்டக் குறைவு காரணமாக மூச்சுவிட சிரமம் அல்லது நெஞ்சுவலி ஏற்படலாம். முழு அடைப்பு ஏற்படும்போது இதய தசையழிவு (மாரடைப்பு) ஏற்படலாம்.

- **இடப்பக்க இதயம் பெருத்து வீங்குதல்.** அதிகரிக்கும் இரத்த அழுத்தமானது உங்கள் இதயத்தை அதிகம் இயக்கி தளர்வுறச் செய்கிறது. இதனால் இடது வென்ட்ரிகிள் (இதுதான் இதயத்தின் முக்கியமான பம்ப்) விரிவடைந்து இறுதியில் இதயம், இரத்தம் செலுத்தும் திறனை இழக்கிறது. இந்த நிலை உங்களுக்கு மாரடைப்பு ஏற்படுத்தும் வாய்ப்பை மட்டுமில்லாது இதயச் செயலிழப்பு, திடீர் இதய நிறுத்தத்தால் மரணம் போன்றவற்றை விளைவிக்கிறது.
- **இதயச் செயலிழப்பு.** நீண்டகாலம் இரத்த மிகை அழுத்தம் இருக்கும் போது உங்கள் இதயத்தின் தசைகள் தளர்வடைந்து, செயல் திறன் குறைகிறது. இதன் காரணமாக திரவம் உடலில் தேங்கக் கூடும். நுரையீரல், கணுக்கால், பாதம் மற்றும் திசுக்களில் திரவம் தேங்கி வீக்கத்தை ஏற்படுத்தலாம். (இதனைச் சீரான நீர்வீக்கம்- *எடிமா* என அழைப்பர்). இதனால் நீங்கள் அதிகம் உழைக்கும்போதும் அல்லது ஓய்வாக இருக்கும்போதும்கூட மூச்சுத்திணறல் ஏற்படலாம். நாளடைவில் உங்கள் இதயம் செயலிழக்கத் தொடங்கும்.

- **நாள ஊதல் (அனுயூரிஸம்).** தொடர்ந்து நீண்ட காலம் இரத்த அழுத்தம் உயர்ந்து காணப்படுவ தால் உங்கள் நாளங்களின் சுவர்கள் தளர்ச்சி அடைகின்றன. இதனால் நாளங்களின் சுவர்கள் புடைத்து வெளித் தள்ளுகின்றன. இதனை நாள ஊதல் என அழைப்பர். இந்தப் புடைப்பு உடைபட நேர்ந்தால் உயிருக்கு ஆபத்தான உள் இரத்தக் கசிவுகள் ஏற்படலாம்.

உங்கள் மூளைக்கு ஏற்படும் பாதிப்புகள்

உங்கள் மூளைத் திறனுடன் செயல்பட ஆரோக்கிய மான இரத்த ஓட்டத்தையே நம்பியிருக்கிறது. ஆனால் கட்டுப்படுத்தாமல் உயர்ந்து காணப்படும் இரத்த அழுத்தம் பின்வருவனவற்றை ஏற்படுத்துகிறது:

- **தற்காலிக இரத்த ஓட்டத் தடை (டீஐஏ).** இதனை சிறிய மூளைத்தாக்கு எனவும் அழைப்பர். தற்காலிக இரத்த ஓட்டத் தடை என்பது உங்கள் மூளைக்கு தற்காலிகமாக, சில வினாடிகள் மட்டும் இரத்தஓட்டத் தடை ஏற்படுவதைக் குறிக்கும். கொழுப்புப் படிவால் ஏற்படக்கூடிய நாளக்கடினமாதலாலோ இரத்த உள்உறைவாலோ கூட இது ஏற்படலாம். தற்காலிக இரத்தஓட்டத் தடை என்பது ஓர் எச்சரிக்கை குறியீடாகும். இதன்மூலம் உங்களுக்கு எந்த நேரத்திலும் முழு அளவிலான மூளைத்தாக்கு ஏற்படலாம்.
- **மூளைத்தாக்கு (ஸ்ட்ரோக்).** உங்கள் மூளையின் ஒரு பகுதிக்கு இரத்த ஓட்டத் தடையால் ஆக்ஸிஜன் (பிராணவாயு) குறைவு ஏற்பட்டு,

மூளையின் உயிரணுக்கள் *(செல்கள்)* அழிவதற்கு காரணமாக இருக்கிறது. இரத்த மிகை அழுத்தம் உங்கள் மூளை நாளங்களைப் பாதித்து, தளர்வுறச் செய்து மூளைத்தாக்கை ஏற்படுத்தலாம். இரத்த உள் உறைவினால் இரத்த ஓட்டக்குறை மூளைத்தாக்கு *(இஸ்கிமிக் ஸ்ட்ரோக்)* ஏற்படலாம். இரத்த நாளங்கள் அழிவதாலோ உடைபடுவதாலோ இரத்தக் கசிவு மூளைத்தாக்கு *(ஹெமரேஜ் ஸ்ட்ரோக்)* ஏற்படுகிறது.

- **மூப்பு மறதி** *(டிமென்சியா).* சிந்தனை, பேச்சு, பகுத்தறிவு, நினைவுத்திறன் ஆகியவற்றில் ஏற்படும் பிறழ்வை மூப்பு மறதி அல்லது மூளை வளக்குறைவு என்பர். மூளைக்கு இரத்த ஓட்டம் அளிக்கும் நாளங்கள் குறுகுவதாலும் அடைபடுவதாலும் நாளமூளை வளக்குறைவு *(வாஸ்குலர் டிமென்சியா)* ஏற்படுகிறது. அரிதாக பல சிறிய மூளைத் தாக்குதல்களின் விளைவாக இம்மனவளக் குறைவு ஏற்படலாம். இரண்டிலும் இரத்த மிகை அழுத்தமே மிக முக்கிய காரணமாக இருக்கிறது.

- **லேசான அறிதிறன் குறைவு.** மூளைவளக் குறைவு போலவே இரத்த மிகை அழுத்தம் காரணமாக மூளைக்கு இரத்தம் கொடுக்கும் நாளங்களில் பாதிப்பு ஏற்படும்போது லேசான அறிதிறன் குறைவு ஏற்படலாம்.

உங்கள் சிறுநீரகத்திற்கு பாதிப்பு

சிறுநீரகச் செயலிழப்பிற்கும் இரத்த மிகை அழுத்தம் முக்கியமான காரணமாகக் கருதப்படுகிறது. இவை

உங்கள் சிறுநீரகங்களுக்குச் செல்லும் பெரிய நாளங்களையும் சிறுநீரகங்களுக்குள் உள்ள மிகச்சிறிய இரத்த நாளங்களையும் *(குளோமருலை)* பாதிக்கலாம். இவை இரண்டில் எது பாதிக்கப் பட்டாலும் உங்கள் சிறுநீரகத்தின் – இரத்தத்திலிருந்து கழிவை – வடிகட்டும் திறன் பாதிப்படைகிறது.

உங்கள் கண்கள் பாதிப்படைதல்

இரத்த மிகை அழுத்தம் உங்கள் கண்களுக்குள் படர்ந்து இரத்தம் அளிக்கும் சிறிய, மெல்லிய நாளங்களையும் பாதிக்கிறது. தொடக்கத்தில் விழித்திரைகளில் உள்ள சிறிய நாளங்கள் குறுகலாம். பின்னர் நாளங்களின் சுவர் தடித்து சிரைகளை அழுத்தத் தொடங்குகிறது. கண்களில் விழித்திரை இரத்த நாளங்கள் உடைந்து, இரத்தம் கசிந்து விழித்திரைக்குள் திரவத் தேக்கம் ஏற்படுகிறது. இதனால் பார்வை நரம்புகள் வீங்கி பார்வையிழப்பு ஏற்படாம்.

உங்கள் இரத்த மிகை அழுத்தச் சிக்கலை அதிகரிப்பவை எவை?

இரத்த மிகை அழுத்தத்திற்குப் பல காரணங்கள் உள்ளன. சிலவற்றை உங்களால் கட்டுப்படுத்த முடியும். சிலவற்றை உங்களால் கட்டுப்படுத்த முடியாது.

உங்களால் கட்டுப்படுத்த இயலாத காரணிகள்

உங்களால் மாற்ற முடியாத காரணிகள் பின்வருமாறு:

- **வயது.** வயது ஏறஏற உங்களுக்கு இரத்த அழுத்தம் உயரும் வாய்ப்பு அதிகரிக்கிறது – குறிப்பாக 55 வயதுக்கு மேல்.

- **பாலினம்.** நடுத்தர வயதின் தொடக்ககட்டத்தில் பெண்களைக் காட்டிலும் ஆண்களுக்கு இரத்த மிகை அழுத்தம் ஏற்படும் அபாயம் அதிகம். பெண்களுக்கு மாதவிலக்கு சுழற்சி நின்றுபோன பிறகு இரத்த மிகை அழுத்தம் ஏற்படும் வாய்ப்பு மிக அதிகமாகும்.

- **இனம்.** வெள்ளை இனத்தவர்களைக் காட்டிலும், கறுப்பினத்தவர்களுக்கு இரத்த அழுத்த உயர்வு ஏற்படும் வாய்ப்பு மிக அதிகமாகும். மேலும் கறுப்பினத்தவர்களுக்கு மற்றவர்களைக் காட்டிலும் இளம் வயதிலேயே இரத்த மிகை அழுத்தம் ஏற்படும் வாயப்புள்ளது. அத்துடன் இவர்களுக்குக் கடும் நோய்ச்சிக்கல்கள்கூட ஏற்படலாம். ஆனால் ஒரு நல்ல விஷயம்,

மற்றவர்களைப் போலவே வாழ்க்கை நடைமுறை மாற்றங்களும் இரத்த மிகைக் அழுத்தக் குறைப்பு மருந்துகளும் நல்ல பலனளிக்கின்றன.

- **குடும்ப வரலாறு.** இரத்த மிகை அழுத்தம் பல குடும்பங்களில் பரம்பரையாகவும் வரும் வாய்ப்புள்ளது. ஆனால் முக்கியமாக ஒன்றை கவனிப்பது அவசியம். இரத்த மிகை அழுத்தம் உங்கள் குடும்பத்திலும் காணப்படலாம். காரணம் உங்கள் குடும்பத்திலுள்ள அனைவரும் கற்றுக்கொண்ட வாழ்க்கைமுறை நடத்தை. எடுத்துக்காட்டாக, ஆரோக்கியமற்ற உணவு, குடிப் பழக்கம், உடலியக்கச் செயலின்மை போன்றவை.

மேலே கூறிய நோய் ஏற்படுத்தும் சிக்கல்களில் ஏதேனும் சில உங்களிடம் காணப்பட்டாலும் விரைவில் உங்களுக்கு நோய் ஏற்படும் என கற்பனை செய்ய வேண்டாம். இருந்தாலும்கூட இப்போதும் உங்களுடைய இரத்த மிகை அழுத்த அபாயத்தைக் குறைக்கலாம். அல்லது இரத்த அழுத்த உயர்வை தள்ளிப்போடலாம். இவ்வாறு தள்ளிப் போட, உங்களால் கட்டுப்படுத்தக்கூடிய காரணிகளை மாற்றுவதன் மூலம் செய்யலாம்.

உங்களால் கட்டுப்படுத்தக் கூடிய காரணிகள்

உங்கள் வாழ்க்கைமுறை உங்கள் ஆரோக்கியத்திலும் இரத்த அழுத்தத்திலும் பெரிய பாதிப்பை ஏற்படுத்து கிறது. பின்வரும் எந்தெந்தக் காரணிகளால் உங்கள் வாழ்கைமுறை பாதிக்கப்பட்டிருக்கிறது என்பதைப் பாருங்கள்:

- அதிக உடல் எடை
- ஆரோக்கியமற்ற உணவு
- உடலியக்கச் செயலின்மை
- புகை பிடிப்பதும் புகையிலைப் பொருட்களைப் பயன்படுத்தலும்
- அளவுக்கு அதிகமாக மது
- மன அழுத்தம்.

உங்கள் வாழ்க்கை முறையில் நீங்கள் ஏற்படுத்தும் சிறிய மாற்றங்கள்கூட உங்களுக்கு ஏற்படப் போகும் இரத்த அழுத்த உயர்வைத் தடுப்பதுடன், ஏற்பட்டவர்களுக்கு அதனைக் கட்டுப்படுத்தவும் உதவும். இச்சிறு நூலில் உள்ள குறிப்புகள் உங்களுடைய இரத்த அழுத்தம் கட்டுப்பாட்டு இலக்கை அடையவும் கடும் நோய்ச்சிக்கல்கள் ஏற்படாமல் தடுக்கவும் உதவும்.

அபாயத்தை அதிகரிக்கும் மருத்துவ நிலைகள்

பெரும்பாலோருக்கு ஏற்படும் உயர் இரத்த அழுத்தம் முதல்நிலை இரத்த மிகை அழுத்தம் என அழைக்கப் படுகிறது. முதல்நிலை இரத்த மிகை அழுத்தத்திற்கான சரியான காரணம் என்னவென அறியமுடியவில்லை. ஆனால் சில மருத்துவ நிலைகள் உங்களுக்கு இரண்டாம் நிலை இரத்த மிகை அழுத்தத்தின் ஆபத்தை அதிகரிக்கும். எடுத்துக்காட்டாக,

- உடல் பருமன்
- நீரிழிவு
- உறக்க சுவாச நிறுத்தம் (இது ஒருவகை உறக்க நோயாகும். இந்நோயில் சுவாசம் நின்றுவிட்டு மறுபடி ஆரம்பிக்கும்)

- நாள்பட்ட சிறுநீரக நோய்கள்
- நச்சு கர்ப்பம் (*பிரிஎக்ளாம்சியா – கருவுற்றிருக்கும் போது ஏற்படும் இரத்த மிகை அழுத்தம்*)
- சிறுநீரக நாளம் குறுகிச் சிறுத்தல் (உங்கள் சிறுநீரகங்களுக்கு இரத்தத்தைக் கொண்டு செல்லும் நாளங்களின் உட்பகுதி குறுகுதல்)
- பியோகுரோமோசைட்டோமா (அட்ரினல் சுரப்பியில் அரிதாக ஏற்படும் கட்டி)
- தைராய்டு மிகை சுரப்பு நோய் (தைராய்டு சுரப்பு மிகையாகச் சுரத்தல்) அல்லது தைராய்டு சுரப்பு குறை நிலை (தைராய்டு சுரப்பு குறைந்த அளவில் சுரப்பது)
- குஷ்ஷிங் நோய்க்குறித்தொகுதி (இது ஒருவகை நாளமில்லா சுரப்பி மாறுபாடு நோயாகும். இதில் கோர்டிசோல் வகை சுரப்பு அதிக அளவு மாறுபடுகிறது)
- மகாதமனி ஓரிடக் குறுக்கம் (உங்கள் உடலின் மிகப் பெரிய நாளம் குறுகுதல்)

சரியான மருத்துவம் மூலம் இந்நிலையைச் சரிசெய்வதால் உங்கள் இரத்த அழுத்தம் கட்டுக்குள் வரும் அல்லது சிலவேளைகளில் இயல்பான நிலையை அடையும்.

இரத்த அழுத்தத்தை அதிகரிக்கும் மருந்துகள்

மருத்துவர் பரிந்துரைகளின் பேரில் வாங்கும் சில மருந்துகளும் பரிந்துரை இல்லாமல் வாங்கும் சில மருந்துகளும் உங்களுக்கு இரத்த அழுத்த உயர்வைத் தூண்டலாம்; அல்லது அதிகரித்துள்ள இரத்த மிகை

அழுத்த அளவை மேலும் மோசமாக்கலாம்; அல்லது இரத்த அழுத்தக் குறைப்பு மருந்துகளின் செயல்பாட்டில் குறுக்கிடலாம். எடுத்துக்காட்டாக,

- சிலவகை மனச்சோர்வு எதிர்ப்புமருந்துகள்
- மூக்கழற்சிக்கான (ஜலதோச) மருந்துகள் குறிப்பாக வாய்வழியாக எடுத்துக்கொள்ளும் மூக்கடைப்பு மருந்துகள்.
- கருத்தடை மாத்திரைகள் பல – குறிப்பாக ஈஸ்ட்ரோஜென் அதிக அளவில் உள்ளவை.
- பல ஸ்டீரோய்டு அல்லாத அழற்சி எதிர்ப்பு மருந்துகள் – இபுபுரூஃபென் மற்றும் நாப்ரோக்ஸென்
- காக்ஸ்-2 குறைப்பான்கள்
- அளவுக்கு அதிகமான பாரசிட்டமால் (அசிடமினோஃபென்)

தேவையற்ற மருந்துகளைத் தவிர்த்துவிடுங்கள். மருந்துகள் பற்றிய மருத்துவத் தகவல் குறிப்பைக் கவனமாகப் படியுங்கள். குறிப்பாக அதில் உங்கள் இரத்த அழுத்தம் பற்றிய தகவல்களைப் பாருங்கள். நீங்கள் மருத்துவரிடமோ மருந்தாளுநரிடமோ சரியான மருந்தைக் கேட்டு அவற்றின் இரத்த அழுத்த பாதிப்பு பற்றி அறிந்துகொள்ளுங்கள்.

நோயறிதலும் மருத்துவமும்

உங்கள் இரத்த அழுத்தத்தைக் குறைந்தபட்சம் இரண்டு ஆண்டுகளுக்கு ஒருமுறை பரிசோதித்துப் பார்க்க வேண்டும். இரத்த மிகை அழுத்த முன்நிலை இருந்தாலோ இதயம் மற்றும் இரத்த நாள நோய்கள் வருவதற்கான வாய்ப்பு இருந்தாலோ, உங்கள் மருத்துவர் உங்களின் இரத்த அழுத்தத்தை அடிக்கடி பரிசோதிப்பார்.

இரத்த அழுத்தத்தை அளத்தல்

இரத்த அழுத்தத்தை உங்கள் மருத்துவர் அளக்கும் போது இரண்டுவித ஒலிகளைக் கவனிப்பார். முதல் ஒலி இதயச் சுருங்கு நிலை (ஸிஸ்டாலிக்) இரத்த அழுத்தத்தையும் இரண்டாவது ஒலி விரிவு நிலை (டயஸ்டாலிக்) அழுத்தத்தையும் காட்டுகிறது. எதாவது ஒன்றோ இரண்டுமோ உயர்ந்து காணப்பட்டாலும் மருத்துவர் உங்களுடைய இரத்த அழுத்தத்தை மீண்டும் நீங்கள் அவரை சந்திக்கும் போது பரிசோதித்துப் பார்க்கலாம். அப்போதும் அதிகரித்த நிலையிலேயே இருந்தால் மறுபடியும் ஒருமுறை நோயை உறுதி செய்துகொள்ள மருத்துவரைச் சந்திக்க வேண்டியிருக்கும்.

நோயுறுதி செய்தல்

நோயுறுதி செய்ய மருத்துவர் உங்களுடைய மருத்துவ வரலாற்றை மீளாய்வு செய்வதுடன் உங்களுக்கு அண்மையில் முழு உடல் பரிசோதனை

செய்யாதிருந்தால் அதனையும் செய்வார். அத்துடன் இரத்தப் பரிசோதனையும் இதய மின்வரைபடமும் (ஈசிஜி) எடுக்கச் சொல்லலாம். இரத்த மிகை அழுத்தத்தை உறுதி செய்துகொள்ள உங்கள் மருத்துவர் இரண்டு வெவ்வேறு சந்தர்ப்பங்களில் அளவிடுவார். இரண்டு சந்தர்ப்பங்களிலும் இதயச் சுருங்குநிலை அல்லது விரிவு நிலை அழுத்தமோ அல்லது இரண்டுமோ மிகையாக இருந்தால் உங்களுக்கு இரத்த மிகை அழுத்தம் இருப்பதாக உறுதி செய்வார்.

மருத்துவத்திற்கான வழிமுறைகள்

இரத்த அழுத்தம் (பார்க்க பக்.5)	பரிந்துரை
இயல்பான நிலை	நல்ல ஆரோக்கியமான வாழ்க்கை முறைகளைத் தொடர்ந்து பின்பற்றுதல்
இரத்த மிகை அழுத்த முன்நிலை	நல்ல ஆரோக்கியமான வாழ்க்கை முறையைத் தேர்ந்தெடுத்துப் பின்பற்றுதல்
முதல்நிலை இரத்த மிகை அழுத்தம்	வாழ்க்கை முறை மாற்றியமைத்தல் மற்றும் ஏதாவது ஒரு மருந்து மட்டும்
இரண்டாம் நிலை இரத்த மிகை அழுத்தம்	வாழ்க்கை முறையை மாற்றியமைத்தல் மற்றும் ஒன்றுக்கு மேற்பட்ட மருந்துகள்

உங்களுக்கு இதய நோய் அல்லது சிறுநீரகநோய் அல்லது நீரிழிவுடன் உங்கள் இரத்த அழுத்தம் 130/80 க்கும் மேல் காணப்பட்டால் உங்களுக்கு மருந்துகளும் தேவைப்படும். மருந்துகளுக்குப் பதிலாக வாழ்க்கை முறை மாற்றங்கள் மட்டும் அரிதாகப் பரிந்துரைக்கப்படலாம்.

ஆதாரம்: தேசியச் சுகாதாரக் கழகம் (அமெரிக்கா) 2003 லிருந்து எடுக்கப் பட்டது.

மருத்துவம் செய்யத் தீர்மானித்தல்

உங்கள் முழு உடல் பரிசோதனை, இரத்தப் பரிசோதனை முடிவுகள் மற்றும் உங்கள் மருத்துவ வரலாறு போன்றவற்றைக் கொண்டே உங்களுக்கு மருந்துகள் கொடுக்கும் முடிவை எடுக்க முடியும். நீங்களும் உங்கள் மருத்துவரும் சம்மதித்து உங்களுக்கான சிறந்த மருத்துவ முறையைத் தேர்ந்தெடுங்கள்.

இரத்த மிகை அழுத்தத்தைக் கட்டுப்படுத்துவது எப்படி?

வாழ்க்கைமுறை மாற்றங்கள் மூலம் இரத்தமிகை அழுத்தத்தை நன்கு குறைக்க முடியும் எனப் பல ஆய்வு முடிவுகள் தெரிவிக்கின்றன. பல வேளைகளில் மருந்துகள் இல்லாமலேயே சமாளிக்கலாம். ஆனால் இரத்தமிகை அழுத்தத்தைக் கட்டுக்குள் வைப்பது என்பது ஒரே நாளில் செய்யக்கூடியதன்று. அது வாழ்நாள் முழுமைக்கும் செய்யப்பட வேண்டிய தாகும். இந்நூலின் பின்வரும் பக்கங்கள், உங்கள் இரத்த மிகை அழுத்தத்தைக் கட்டுக்குள் வைக்க உதவும் சில செய்திகளை முன்னிறுத்தும்.

படி 1:	ஆரோக்கியமாக உண்ணுங்கள்
படி 2:	எப்போதும் சுறுசுறுப்புடன் செயல்படுங்கள்
படி 3:	புகையிலைப் பொருட்களைத் தவிருங்கள், மதுவைக் குறை யுங்கள்
படி 4:	மனஅழுத்தத்தைச் சமாளித்தல்
படி 5:	உங்கள் மருந்துகளை முறையாக எடுத்துக் கொள்ளுங்கள்.

நீங்கள் இரத்தமிகை அழுத்தத்திற்காக மருந்துகள் எடுத்துக்கொள்பவராக இருப்பின், நீங்கள் நல்ல ஆரோக்கியமான வாழ்க்கைமுறைகளைப் பின்பற்றத் தொடங்கினாலும் மருந்துகளை நிறுத்தாதீர்கள். முதலில் உங்கள் மருத்துவரிடம் ஆலோசியுங்கள்.

நீங்கள் வாழ்க்கைமுறை மாற்றங்களை வெற்றிகரமாக கடைப்பிடிக்கத் தொடங்கிய பின்னரும் உங்கள் இரத்த அழுத்தம் கட்டுக்குள் இருந்தால் உங்கள் மருத்துவர் உங்களுக்கான மருந்துகளைப் படிப்படியாகக் குறைப்பதற்கு வாய்ப்புண்டு.

உங்கள் இரத்த மிகை அழுத்தம் கட்டுக்குள்தான் இருக்கிறதா?

இரத்த மிகை அழுத்தத்தைக் கட்டுக்குள் வைப்பதற்கு வாழ்நாள் முழுவதும் மிகக் கவனமாக இருக்க வேண்டும். எனவே நீங்கள் சரியான பாதையில்தான் செல்லுகிறீர்களா? இதை நீங்கள் அறிந்துகொள்ள ஐந்து கேள்விகள்:

1. சாதாரண உப்புக்குப் பதிலாக வேறு வகை உப்புகளை உணவில் சேர்ப்பது சோடியத்தைக் குறைக்க உதவும் மிகச் சிறந்த வழியாகும்.

　□ சரி　□ தவறு

2. வீட்டிலேயே இரத்த அழுத்தத்தைக் கண்காணிப்பது இரத்த மிகை அழுத்தத்தைக் கட்டுக்குள் வைக்க நல்ல வழியாகும்.

　□ சரி　□ தவறு

3. இரத்த அழுத்தத்தை அளப்பதற்கு 30 நிமிடங்களுக்கு முன் புகைபிடிப்பது, காபி அல்லது காஃபின் கலந்த பானங்களைத் தவிர்ப்பது சிறந்ததாகும்.

　□ சரி　□ தவறு

4. நீங்கள் அதிக உடல் எடை உள்ளவராக இருந்தால் குறைந்தபட்சம் 10 கிலோ எடை குறைவது உங்கள் இரத்த அழுத்தத்தைக் கட்டுக்குள் வைக்க உதவும்.

　□ சரி　□ தவறு

5. நீங்கள் இரத்த அழுத்தத்தை நீண்டகாலத்திற்குக் கட்டுக்குள் வைக்க நாள்தோறும் 60 நிமிடங்கள் வீதம் வாரத்தில் ஐந்து நாட்கள் உடற்பயிற்சியைத் தொடர வேண்டும்

  ❏ சரி   ❏ தவறு

சரியான விடைகளுக்குப் பின்வரும் பெட்டிச் செய்தியை பார்க்கவும்.

புதிருக்கான விடைகள்

1. சாதாரண உப்புக்குப் பதிலாக வேறு வகை உப்புகளை உணவில் சேர்ப்பது சோடியத்தைக் குறைக்க உதவும் மிகச் சிறந்த வழியாகும்.

  ✓ தவறு

டின்களில் பதப்படுத்தப்பட்ட உணவுகளைக் குறைப்பதே சோடியம் எடுத்துக்கொள்வதைக் குறைப்பதற்கான சிறந்த வழியாகும். ஆனால் இது மேலை நாட்டினருக்கு மிகவும் பொருந்தும். இந்தியாவில் வீட்டில் தயாரிக்கப் படும் எல்லா உணவுப் பொருட்களுக்கும் சுவைக்காக சேர்க்கப்படும் உப்பின் அளவைக் குறைப்பதே நல்லது. மெல்ல மெல்ல மேலைநாட்டு உணவுக் கலாச்சாரத் திற்கு மாறிவரும் நகரத்தில் வசிப்பவர்களும் மேற்கூறிய பரிந்துரையைப் பின்பற்றுங்கள். உணவின் மேலட்டையில் குறிக்கப்பட்டுள்ள சோடியத்தின் அளவைப் பாருங்கள். உங்கள் மருத்துவர் உணவில் உப்பின் அளவைக் குறைக்கவோ தவிர்க்கவோ சொல்லலாம். பொதுவாக சாதாரண உப்புக்கான மாற்று பொட்டாசியம் குளோரைடு ஆகும். எனினும்

இதனைப் பயன்படுத்தும் முன்னர் உங்கள் மருத்துவரிடம் ஆலோசியுங்கள். (பார்க்க ப.33)

2. வீட்டிலேயே இரத்த அழுத்தத்தைக் கண்காணிப்பது இரத்தமிகை அழுத்தத்தைக் கட்டுக்குள் வைக்க நல்ல வழியாகும்.

✓ சரி

மருத்துவரைச் சந்திக்கும் இடைவெளியில் உங்கள் வீட்டிலேயே இரத்த அழுத்தத்தை அளப்பதால் மருந்து நன்கு வேலை செய்கிறதா என்பதையும் பிரச்சினைகள் இருந்தால் முன்கூட்டியே அறியவும் உதவும். மருந்துக்கடைகளிலும் மருத்துவக் கருவிகள் விற்கும் கடைகளிலும் நீங்கள் வீட்டிலேயே இரத்த அழுத்தத்தை அளக்க உதவும் கருவியை வாங்கலாம். வேறு யோசனை தேவைப்பட்டால் மருத்துவரைக் கலந்தாலோசியுங்கள். உங்கள் கருவிகளில் பழுது ஏதும் இருக்கிறதா என ஆண்டுதோறும் சரி பாருங்கள்.

3. இரத்த அழுத்தத்தை அளப்பதற்கு 30 நிமிடங்களுக்கு முன் புகைபிடிப்பது, காபி அல்லது காஃபின் கலந்த பானங்களைத் தவிர்ப்பது சிறந்ததாகும்.

✓ சரி

துல்லியமானஅளவீடுகளைப் பெற குறைந்தபட்சம் 30 நிமிடத்திற்கு முன்பாக நீங்கள் புகைப்பதையும் காஃபின் கலந்த பானங்கள் அருந்துவதையும் தவிர்ப்பது நல்லது. அத்துடன் சிறுநீர் கழித்தபின் 5 நிமிடங்கள் முதுகு சாய்ந்த நிலையில் ஓய்வெடுத்த பிறகு இரத்த அழுத்தத்தைப் பார்ப்பது துல்லியமான அளவுகளைப் பெற உதவும்.

4. நீங்கள் அதிக உடல் எடை உள்ளவராக இருந்தால் குறைந்தபட்சம் 10 கிலோ எடை குறைவது உங்கள் இரத்த அழுத்தத்தைக் கட்டுக்குள் வைக்க உதவும்.

✓ தவறு

நீங்கள் அதிக உடல் எடை உள்ளவராக இருந்து 5 கிலோ எடை குறையும் போதுகூட உங்கள் இரத்த அழுத்தம் குறையலாம். உங்கள் உடல் எடையை ஆரோக்கியமாக வைத்திருக்க உடற்பயிற்சியும் ஆரோக்கியமான உணவும் நிரந்தரமாகத் தேவை.

5. நீங்கள் இரத்த அழுத்தத்தை நீண்டகாலத்திற்கு கட்டுக்குள் வைக்க நாள்தோறும் 60 நிமிடங்கள் வீதம் வாரத்தில் ஐந்து நாட்கள் உடற்பயிற்சியைத் தொடர வேண்டும்

✓ தவறு

வாரத்தில் 5 நாட்கள் குறைந்தபட்சம் 30 நிமிடங்கள் மிதமான (சுறுசுறுப்பான நடை போன்ற) உடற்பயிற்சி செய்வதால் இரத்த மிகை அழுத்தத்தைத் தடுக்கவும் கட்டுக்குள் வைக்கவும் உதவும். நீங்கள் அதிக வேலைப் பளு உள்ளவராயிருந்தால், தொடர்ந்து 30 நிமிடங்கள் உடற்பயிற்சி செய்ய இயலாதபோது 10 நிமிடங்கள் வீதம் நாள்தோறும் மூன்றுவேளை என 30 நிமிடங்களைப் பூர்த்தி செய்யலாம்.

படி 1: ஆரோக்கியமாக உண்ணுங்கள்

சரியான உணவு வகைகளைத் தேர்ந்தெடுத்து உண்பது உங்கள் இரத்த அழுத்தத்தைக் குறைக்க உதவும். ஆனால் ஆரோக்கியமாக உண்ணுதல் என்பது நீங்கள் விரும்பி உண்ணும் எல்லா உணவு களையும் தவிர்ப்பது அன்று. இதன் பொருள் புத்திசாலித்தனத்துடன் உணவைத் தேர்ந்தெடுப்பதும் சுவைமிக்க பல வகையான உணவுகளை ருசித்து மகிழ்வதும் ஆகும். இதனால் நீங்கள் ஆரோக்கியத் துடன் வாழ முடியும். எனவே இதனை ஒரு தற்காலிக உணவுத்திட்டம் என்று நினைக்காமல் வாழ்நாள் முழுவதற்குமான ஓர் ஆரோக்கிய உணவுமுறை என ஏற்று செயல்படுத்துங்கள்.

டாஸ் (டிஏஎஸ்எச்) பரிந்துரையைப் பின்பற்றுதல்

டாஸ் (DASH) என்பது 'இரத்த மிகை அழுத்தத்தைத் தடுக்கும் உணவுப் பரிந்துரை நடவடிக்கைகள்' என்பதன் ஆங்கிலச் சொற்றொடரின் சுருக்கமாகும். இத்திட்டம் உங்கள் இரத்த அழுத்தத்தைக் குறைக்கவும் கட்டுக்குள் வைக்கவும் எல்லா வகை உணவுகளையும் ஊட்டச் சத்துக்களையும் உள்ளடக்கியதாகும்.

டாஸ் திட்டத்தை அமெரிக்க தேசிய இதய, நுரையீரல் மற்றும் இரத்தக் கழகம் தயார் செய்தது. இத்திட்டம் விரைவாகச் செயல்பட்டு இரத்த அழுத்தத்தைக் குறைப்பதாகக் கண்டறியப் பட்டுள்ளது. ஒரு நீண்ட ஆய்வில் 2 வார கால டாஸ் உணவுத் திட்டத்திற்குப் பின்னர், இரத்த அழுத்தம்

குறைந்திருப்பது உறுதி செய்யப்பட்டுள்ளது. அத்துடன், இதய நோய், நீரிழிவு, எலும்புச் சிதைவு மற்றும் சிலவகை புற்றுநோய்களையும் தடுப்பதாகவும் கண்டறிந்துள்ளனர்.

இந்த டாஸ் திட்டம் வயதானவர்களுக்கு இரத்த அழுத்தத்தைக் குறைப்பதில் நல்ல பலனை அளிக்கிறது. ஆனால் இதனை இரத்த அழுத்த உயர்வு ஏற்படுத்துவதற்கு முன்னர் தொடங்குவதே சிறந்ததாகும். மேலும் இந்தத் திட்டத்தின் மூலம் மேற்கூறிய நோய்கள் ஏற்படாமலும் தடுக்கலாம்.

டாஸின் அடிப்படைகள்

டாஸ் உணவுத் திட்டத்தில் வலியுறுத்தப்படுவது பழங்கள், காய்கறிகள், முழுதானியங்கள், கொழுப்பு குறைந்த பால்பொருட்கள் போன்றவற்றைத் தேர்ந்தெடுப்பது ஆகும். அத்துடன் மீன், கோழி இறைச்சி, பருப்புகள், விதைகள், கடலைகள், போன்றவற்றையும் இணைத்துக் கொள்வதும் அடங்கும். கொழுப்பு இல்லாத வெள்ளை மாமிசம், இனிப்புகள் மற்றும் ஆரோக்கியமான கொழுப்பு பொருள்கள் சிறிய அளவுகளில் எடுத்துக்கொள்ளலாம். டாஸ் உணவுத் திட்டத்தில் கொழுப்பு (குறிப்பாக நிறைவுற்றக் கொழுப்பு மற்றும் ட்ரான்ஸ் கொழுப்புகள்), கொலஸ்ட்ரால், சோடியம் ஆகியவை குறைந்த அளவில் இருக்கின்றன. அதேசமயம் மெக்னீசியம், பொட்டாசியம், கால்சியம் போன்ற ஊட்டச்சத்துகளும் கொழுப்பற்ற புரதங்களும் நார்ச்சத்தும் அதிக அளவில் உள்ளன.

தரப்படுத்தப்பட்ட டாஸ் உணவுத் திட்டத்தால் (2300 மிகி சோடியம்) குறிப்பிடத்தக்க அளவு உங்கள் இரத்த அழுத்தம் குறையும். ஆனால் சோடியம் குறைந்த (1800 மிகி) டாஸ் திட்டத்தால் இரத்த அழுத்தம் இன்னும் குறைய வாய்ப்புள்ளது. 800 பேர் கலந்துகொண்ட அண்மைக்கால ஆய்வு ஒன்றில் டாஸ் திட்டத்தால் கலோரி அளவு குறைந்து, உடற்பயிற்சி (உடலியக்கச் செயல்பாடு) சேரும்போது உடல் எடையும் குறைவதைக் கண்டறிந்துள்ளனர். இந்த எடைக் குறைவு மேலும் உங்கள் இரத்த அழுத்தத்தைக் குறைக்க உதவும்.

டாஸ்: பரிந்துரைக்கப்பட்ட உணவு அளவுகள்

	ஒரு நாளைக்கான உணவு அளவு		
உணவுவகை	2000 கலோரிகள்	1600 கலோரிகள்	ஓர் உணவு அளவுக்கான எடுத்துக்காட்டுகள்
முழு தானியங்களும் தானியப் பொருட்களும்	6 – 8 தடவை	6 தடவை	1 துண்டு முழுதானிய ரொட்டி அல்லது ஒரு இட்லி அல்லது 30கிராம் கேழ்வரகு ரொட்டி, அல்லது அரை கப் சோறு.
புதிய பழங்கள்	4-5 தடவை	4 தடவை	1 நடுத்தர அளவுப் பழம் அல்லது அரை கப் புதிய பழம் அல்லது 120 மிலி புதிய பழரசம்.
புதிய காய்கறிகள்	4-5 தடவை	3-4 தடவை	1 கப் பச்சைக் கீரைகள், அரைகப் காய்கள், ஒரு சிறிய கிழங்கு, உப்பு குறைந்த 120 கிராம் காய்கறிச் சாறு.

பால்பொருட்கள்: கொழுப்பில்லாத அல்லது குறைந்தவை	2–3 தடவை	2–3 தடவை	200 மிலி ஆடையற்ற பால் அல்லது தயிர்.
மீன், தோலற்ற கோழிக்கறி, கொழுப்பற்ற இறைச்சி வேகவைத்தது	4 தடவை	2–4 தடவை	75 கிராம் கடல் மீன்கள் அல்லது கோழிக்கறி அல்லது இறைச்சி அல்லது 1 முட்டை அல்லது 2 முட்டையின் வெள்ளைக் கரு*
பருப்புகள், (பாதாம், பிஸ்தா), விதைகள், பயறுகள்	வாரத்தில் 4–5 தடவை	வாரத்தில் 4–5 தடவை	அரை கப் அல்லது 40 கி பருப்புகள் அல்லது 2 மேசைக் கரண்டி விதைகள் அல்லது அரை கப் பீன்ஸ்/பட்டாணி
கொழுப்புகளும் எண்ணெய்களும்	2–3 தடவை	2 தடவை	1 தேக்கரண்டி தாவர எண்ணெய்
இனிப்பும் இனிப்பு சேர்ப்பான்களும்	வாரத்தில் 5 தடவை	0	1 மேசைக்கரண்டி சர்க்கரை அல்லது ஜாம் அல்லது 20 மிலி எலுமிச்சைச் சாறு

1 முட்டை அல்லது 2 முட்டையின் வெள்ளைக் கரு = 25 கிராம் மாமிசம். வாரத்தில் 4 மஞ்சள் கருவுக்கு மேல் உட்கொள்ளாதீர்கள்.

ஆதாரம்: டாஸ் பரிந்துரையுடன் உங்கள் இரத்த மிகை அழுத்தத்தைக் குறைப்பதற்கான வழிகாட்டி (2006) என்னும் நூலிலிருந்து எடுக்கப்பட்டு தமிழ்ச் சூழலுக்கேற்ப மாற்றியமைக்கப்பட்டுள்ளது.

உணவுப் பொருள்களை வாங்குவதற்கான குறிப்புகள்

டாஸ் திட்டம் உங்களை சலிப்பூட்டும் ஒன்றன்று; அல்லது நீங்கள் செய்ய இயலாத கடினமான பணியும் அன்று. அதை இனிமையாகத் தொடங்குவதற்கு,

டாஸ் உணவுத் திட்டத்தில் ஊட்டச்சத்துகள்

சோடியம் (உப்பு) குறைந்த (இணை உணவுகளாக அல்ல) பொட்டாசியம், கால்சியம் மற்றும் மெக்னீசியம் மிகுந்த உணவுகளை உண்பது இரத்த அழுத்தத்தைக் குறைப்பதில் நல்ல பலனை ஏற்படுத்தி இருக்கிறது என ஆய்வுகள் தெரிவிக்கின்றன.

தாதுக்கள்	**எதில் இருக்கிறது**
பொட்டாசியம்: உங்கள் உடலிலிருந்து சோடியம் வெளியேற உதவுகிறது.	பழங்கள், காய்கறிகள், உருளைக் கிழங்கு, முழு தானியங்கள், பயறுகள், பால் பொருட்கள்
கால்சியம்: குறைவாக உண்பது இரத்த மிகை அழுத்தத்துடனும் எலும்புச் சிதைவுடனும் தொடர்பு இருக்கிறது.	பால் பொருட்கள், கீரைகள், உண்ணக்கூடிய எலும்புகள் உள்ள மீன், செறிவூட்டப்பட்ட கால்சியம் உள்ள உணவுகள்.
மெக்னிசியம்: குறைவாக உண்பது இரத்த மிகை அழுத்தத்துடன் தொடர்பு இருக்கிறது.	பயறுகள், கீரைகள், பருப்புகள், விதைகள், முழுதானியங்கள், கொழுப்பற்ற இறைச்சி

இதோ உணவுப் பொருள்களை வாங்குவதற்கான குறிப்புகள்:

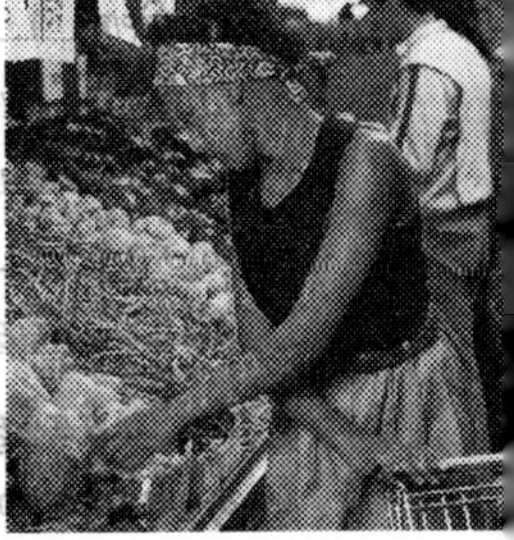

- ***பட்டியலிடுங்கள்.*** இந்த வாரம் என்னென்ன உணவு தயாரிக்கப் போகிறோம் என முதலில் திட்டமிடுங்கள். அதற்குத் தேவையான பொருட்களை வாங்கவேண்டிய பொருட்களின் பட்டியலில் குறிப்பிடுங்கள்.

இதனால் நீங்கள் டாஸ் வழிகாட்டியிலிருந்து விலகாமல் இருக்க முடியும்.

- **கடைக்குச் செல்வதற்குமுன் உணவருந்துங்கள்.** பசியுடன் கடைக்குச் செல்ல வேண்டாம். பசியுடன் சென்றால் நீங்கள் சோடியம் மிகுந்த, கொழுப்பு மிகுந்த பொருள்களை வாங்குவதிலிருந்து தவிர்ப்பது கடினமாக இருக்கும்.

- **உங்கள் தேவையில் உறுதியாக இருங்கள்.** பெரும்பாலான உணவுப் பொருள்கள் கடைகளில் முன்பகுதியிலேயே வைக்கப்பட்டிருக்கும். அவற்றிலிருந்து டாஸ் திட்டத்தின்படி சுகாதாரமான, குறைந்த கொழுப்புள்ள பால்பொருட்கள் போன்ற உணவுப் பொருட்களைத் தேர்ந்தெடுங்கள்.

- **புத்தம் புதியதையே வாங்குங்கள்.** பதப்படுத்தப்பட்ட பொருட்களைவிட புத்தம் புதிய உணவுப் பொருட்களையே வாங்குங்கள். ஏனெனில் அவற்றில் சோடியமும் கொழுப்பும் குறைவாகவே இருக்கும். மேலும் அவற்றில் இயற்கையாகவே உயிர்சத்துக்கள் (வைட்டமின்கள்), தாதுக்கள், நார்ச்சத்து போன்றவை அதிகமாகவும் இருக்கும். பதப்படுத்தப்பட்ட பொருட்களான குளிரூட்டப்பட்ட உணவுகள், சூப் போன்ற வற்றை நீங்கள் வாங்க நேர்ந்தால் அவற்றின்மீது குறிப்பிடப்பட்டுள்ள 'சோடியம் குறைந்த', 'கொழுப்பு குறைந்த' போன்ற வாசகங்களைக் கவனித்துத் தேர்ந்தெடுங்கள்.

- **ஊட்டச்சத்து பற்றி பொருட்களின் ஒட்டுவில்லைக் குறிப்புகளைப் படியுங்கள்.** ஒரேமாதிரியான

பொருட்களை ஒப்பிட்டுப் பார்த்து குறைந்த கொழுப்பும் கலோரிகளும் சோடியமும் உள்ள பொருட்களைத் தேர்ந்தெடுங்கள். நீங்கள் உண்ணும் உணவின் கலோரியில் நிறைவுற்ற கொழுப்பு ஏழு விழுக்காட்டிற்கும் குறைவாக இருக்குமாறு பார்த்துக் கொள்ளுங்கள்.

முடிந்தவரை டிரான்ஸ் கொழுப்பைத் தவிர்த்து விடுங்கள் (உணவுப் பொருட்களில் குறிப்பிட்டிருக்கும் 'உட்டச்சத்து உண்மைகள்' பற்றிய குறிப்புகளைப் படியுங்கள்).

கொஞ்ச நாட்களுக்குப் பிறகு இந்தக் குறிப்புகளைப் பின்பற்றுவது உங்களுக்கு இயல்பானதாகிவிடும்.

சோடியம்: நீங்கள் அதிகம் எடுத்துக்கொள்கிறீர்களா?

நல்ல ஆரோக்கியத்துடன் உள்ள வயது வந்தவர்களுக்கு ஒரு நாளைய சோடியத்தின் தேவை 2300 மில்லி கிராமுக்கும் குறைவே. ஆனால் நீங்கள் பதப்படுத்தப்பட்ட உணவுகளை அதிகம் உட்கொள்ளும்போது உடலிலும் உப்பு தானாகவே அதிகமாகி விடுகிறது. அதிலும் பெரும்பாலான இரத்த மிகை அழுத்த நோயாளிகள் சோடியத்திற்கு 'எதிர்வினை மிக்கவர்'களாகக் காணப்படுவர். அதாவது அவர்கள் சிறிதளவு

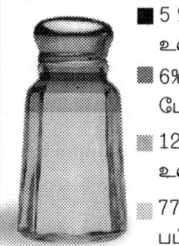

5 % சமைக்கும் உணவில்
6% சாப்பிடும் போது
12% இயற்கை உணவுகளில்
77% பதப்படுத்தப் பட்ட உணவுகளில்

சராசரி நகரத்து உணவில் இருக்கும் சோடியம்

சோடியம் எடுத்துக் கொண்டாலும் அவர்களுக்கு இரத்த அழுத்தம் அதிகரிக்கலாம் என்பதாகும்.

உங்களுக்கு இரத்த மிகை அழுத்தம் இல்லாவிட்டாலும் நீங்கள் எந்த இனத்தவராக இருந்தாலும் உங்களுக்கு வயது 50க்கு மேல் ஆகிவிட்டாலும், அல்லது உங்களுக்கு நாள்பட்ட சிறுநீரக நோய், நீரிழிவு போன்றவை இருந்தால் நாள்தோறும் 1500 மில்லி கிராமுக்கும் குறைவாக சோடியம் எடுத்துக்கொள்ள இலக்கு வையுங்கள். உங்கள் உணவில் சோடியம் குறைக்க உதவும் வழிகள் பின்வருமாறு:

- **புத்தம் புதிய உணவுகளை அதிகம் உண்ண வையுங்கள், பதப்படுத்தப்பட்ட உணவுகளைத் தவிர்த்து விடுங்கள்.** பெரும்பாலான புதிய பழங்களிலும் காய்கறிகளிலும் இயற்கையாகவே சோடியம் குறைந்த அளவே இருக்கின்றது. அதுபோலவே புத்தம் புதிய இறைச்சியிலும்கூட பதப்படுத்தப்பட்ட இறைச்சிகளான கருவாடு, உப்புக்கண்டம், மாமிச ஊறுகாய் போன்றவற்றைக் காட்டிலும் சோடியம் குறைவே.

- **சோடியம் குறைந்த பொருட்களையே நாடுங்கள்.** நீங்கள் பதப்படுத்தப்பட்ட உணவுப் பொருட்களை வாங்கத் தீர்மானித்தால் சோடியம் குறைந்த உணவுப்பொருட்களையே தேர்ந்தெடுங்கள். ஒரேமாதிரியான மற்றொரு பொருளின் அட்டை மீது அச்சிடப்பட்டுள்ளதை ஒப்பிட்டுப் பார்த்து சோடியம் குறைந்ததையே தேர்ந்தெடுங்கள்.

- **முடிந்தவரை சமையல் குறிப்புகளிலிருந்து உப்பை நீக்கி விடுங்கள்.** நீங்கள் பெரும்பாலான உணவுச்

செய்முறைக் குறிப்புகளில் உப்பைத் தவிர்த்து விடலாம். சில உணவு வகைகளுக்கு உப்பு அவசியம். ஆனால் குறைந்த உப்பில் சமைத்துப் பாருங்கள் அல்லது பழகுங்கள்.

- **அதிக உப்புள்ள இணை உணவுகளைக் குறையுங்கள்.** சில வகை உணவுகளில் இணைத்துச் சாப்பிட பயன் படுத்தும் உணவுப் பொருட்களான அப்பளம், ஊறுகாய், சாஸ், கெட்சப் போன்றவற்றில் சோடியம் அதிக அளவு இருக்கும். எனவே இணை உணவுப் பொருட்களை உண்ணுவதைத் தவிர்த்துவிடுங்கள்.

- **உணவுக்குச் சுவையூட்ட மூலிகை, மசாலா பொருட்களைப் பயன்படுத்துங்கள்.** உங்கள் உணவுப் பொருட்களை வாசனையூட்டவும் உங்களுக்கு உப்பின் மீதுள்ள ஆர்வத்தைக் குறைக்கவும் புதிய அல்லது காய்ந்த மூலிகைகள், மசாலா பொருட்கள், எலுமிச்சை போன்றவற்றைப் பயன்படுத்தக் கற்றுக்கொள்ளுங்கள். எடுத்துக் காட்டாக, பொறித்த மீனில் உப்பைக் குறைத்து அதன் மீது எலுமிச்சைப் பழத்தைப் பிழிந்து சுவைத்துப் பார்க்கலாம்.

- **உப்புக்கு பதிலாக மாற்றுப் பொருட்களைப் புத்திசாலித்தனமாகப் பயன்படுத்துங்கள்.** உப்புக்கு மாற்றாகப் பயன்படுத்தும் சில இணை உப்புகளில், உணவு உப்பான சோடியம் குளோரைடும் மற்ற வேதிப் பொருட்களும் கலந்திருக்கும். உப்புச் சுவைக்காக அதனை நீங்கள் அதிகம் எடுத்துக்கொள்ள நேரலாம். பல இணை உப்புகளில் பொட்டாசியம் குளோரைடு சோடியத்திற்குப் பதிலாகச் சேர்க்கப்

பட்டிருக்கும். ஆனால் உங்களுக்குச் சிறுநீரக நோய்கள் இருக்கும்போதும் நீங்கள் பொட்டாசியம் உடலில் தங்கச் செய்யும் மருந்துகளை (இதயச் செயலிழப்பிற்கும் இரத்த மிகை அழுத்தத்திற்கும் இந்த மருந்துகள் கொடுக்கப்படுகின்றன) எடுத்துக் கொள்ளும்போதும் அதிக அளவு பொட்டாசியம் கலந்த உப்பு தீமையான விளைவுகளை ஏற்படுத்தும்.

நீங்கள் கொஞ்சம் கொஞ்சமாக உப்பு பயன்படுத்துவதைக் குறைத்துக்கொண்டே வந்தால் சில மாதங்களிலேயே உங்கள் நாக்கில் உள்ள சுவையுணர் மொட்டுக்கள் பழக்கமாகி குறைந்த உப்புப் பண்டங்களை ஏற்கவும் சுவைக்கவும் கற்றுக்கொள்ளும். இதனால் நீங்கள் குறைந்த உப்பையே விரும்புவீர்கள்.

உங்கள் சமையலறையில் இருப்பில் இருக்க வேண்டியவை

கீழ்க்காணும் உணவுகள் உங்கள் வீட்டு சமையல் அறையில் எப்போதும் இருக்கட்டும்:

- ***பழங்கள்.*** வெவ்வேறு வகையான புதிய பழங்களையே தேர்ந்தெடுங்கள். அந்தந்தப் பழச்சாறு அல்லது தண்ணீர் கொண்டு டின்களில் பதப்படுத்தப்பட்ட அல்லது உறைநிலையில் வைக்கப்பட்ட பழங்களைத் தேர்ந்தெடுங்கள். ஆனால் அவற்றில் மேல் சர்க்கரை சேர்க்கப் பட்டிருக்கக்கூடாது.
- ***காய்கறிகள்.*** பலவகையான புதிய காய்கறிகளைத் தேர்ந்தெடுங்கள். சாஸ் அல்லது வெண்ணெய் சேராத உறையவைக்கப்பட்ட

கறிகள், உப்பு சேராத டின்களில் பதப்படுத்தப் படாத காய்கறிகளைத் தேர்ந்தெடுங்கள்.

- **பால் பொருட்கள்.** கொழுப்பு இல்லாத அல்லது கொழுப்பு குறைந்த பால், வெண்ணெய், தயிர், பாலாடை, பாலாடைக்கட்டி (சீஸ்) போன்ற வற்றையே தேர்ந்தெடுங்கள். பாலாடைக் கட்டியில் கொழுப்பும், உப்பும் குறைக்கப் பட்டவையே நல்லது.

- **தானியப் பொருட்கள்.** முழுதானியம் மற்றும் அதன் பொருட்களை வாங்குவதையே குறிக்கோளாகக் கொள்ளுங்கள். கொழுப்பு குறைந்த, உப்பு குறைந்த பேக்கரிப் பொருட்கள், சோடியம் குறைந்த ரொட்டிகள், அரிசி, போன்றவற்றைத் தேர்ந்தெடுங்கள்.

- **பருப்புகள், விதைகள், பயறு வகைகள்.** உப்பிடாத அல்லது குறைந்த அளவு உப்பிடப் பட்ட முந்திரி, பாதாம் பருப்புகள், பட்டாணி, வேர்க்கடலை, அவரை விதைகள், பயறு வகைகள், பொட்டுக்கடலை போன்றவற்றைத் தேர்ந்தெடுங்கள்.

- **மீன், பறவைகளின் இறைச்சி, கொழுப்பற்ற மாமிசம்.** எந்தவொரு மாமிசமும் கொழுப்பற்றதாக இருக்கட்டும். அதாவது பொறிக்கப்படாத மீன், தோல் நீக்கப்பட்ட பறவைகளின் இறைச்சி போன்றவை. சிவப்பு நிறமுள்ள இறைச்சிகளைத் தவிர்த்துவிடுங்கள். இறைச்சி அல்லாத உணவான மீன், டோஃபூ போன்ற சோயா பீன்ஸ் பொருட்களையே தேர்ந்தெடுங்கள்.

- **பேக்கரி உணவுகள்.** கொழுப்பு, உப்பு மற்றும் சர்க்கரை குறைந்த பேக்கரிப் பொருட்களைத் தேர்ந்தெடுங்கள். கோதுமை ரொட்டியை வாங்குங்கள். மைதா மாவில் செய்த பொருட்களைத் தவிர்த்துவிடுங்கள்.
- **மாசாலாப் பொருட்கள், எண்ணெய்கள்.** உணவின் சுவையையும் அழகையும் கூட்ட கொழுப்பும் உப்பும் குறைந்த பொருட்களான ஆலிவ் எண்ணெய், வாசனையுள்ள வினிகர், மூலிகை மசாலாப் பொருட்கள் ஆகியவற்றையே பயன்படுத்துங்கள்.

ஆரோக்கியமாகச் சமைக்கும் முறைகள்

குறைந்த அளவு கொழுப்பும் உப்பும் பயன்படுத்தி சமைக்கக் கற்றுக்கொள்ளுங்கள்.

- *சமைப்பதற்கு ஒட்டாத (நான்ஸ்டிக்) வகைப் பாத்திரங்களைப் பயன்படுத்துங்கள்.*
- *உணவுப் பொருட்களை எண்ணெயில் பொறித்தெடுப்பதற்குப் பதிலாக தீயில் சுடுதல் அல்லது வாட்டுதல், வேகவைத்தல் போன்ற முறைகளைப் பின்பற்றுங்கள்.*
- *காய்கறிகளை ஆவியில் வேகவைத்துப் பயன்படுத்துதல், வேகவைக்க உப்பு குறைந்த நீரைப் பயன்படுத்துங்கள்.*
- *குறைந்த கொழுப்புள்ள பால் பொருட்களைத் தேர்ந்தெடுத்துப் பயன்படுத்துங்கள்.*
- *நறுமணச் சுவையூட்ட வெங்காயம், மூலிகைகள், மசாலாக்கள், மிளகு, பூண்டு, இஞ்சி, எலுமிச்சை, போன்றவற்றைப் பயன்படுத்துங்கள்.*

- பதப்படுத்தப்பட்ட உணவுப் பொருட்களான கருவாடு, காய்கறிகள் போன்றவற்றைப் பயன்படுத்தும்போது அவற்றைப் பலமுறை கழுவுங்கள். இதனால் அவற்றின் மீது அதிகப் படியாக இருக்கும் சோடியம் குறையும்.
- உணவுப் பொருட்களில் இனிப்புகளைப் பாதியாகக் குறையுங்கள். அவற்றுக்கு நறுமணச் சுவையூட்ட இலவங்கப் பட்டை, வெனிலா, சாதிக்காய், பழங்கள் போன்றவற்றைப் பயன்படுத்துங்கள்.
- இறைச்சியைக் கொண்டு உணவுகளை நீங்கள் தயாரிக்கும்போது அவற்றில் மூன்றில் ஒரு பங்கு இறைச்சியைக் குறைத்து அதற்குப் பதிலாக காய்கறிகள், பருப்பு, சிவப்பு அரிசி, சோயா பீன்ஸ், பாலாடைக்கட்டி போன்றவற்றைச் சேர்த்து தயாரியுங்கள்.

இதை எப்போதும் கடைப்பிடியுங்கள்

டாஸ் உணவுத் திட்டம் குறிப்பிடத்தக்க அளவில் இரத்த அழுத்தத்தைக் குறைப்பதைப் பல ஆய்வுகள் நிரூபித்துள்ளன. இதனைப் பின்பற்ற மேலும் உங்களுக்கு உதவி தேவைப்பட்டால் பதிவு பெற்ற ஓர் உணவியலாளரை அணுகுங்கள். 'டாஸ்' உணவுத் திட்டம் உடல் எடையைக் குறைப்பதற்கான திட்டமாகத் தயாரிக்கப்பட வில்லை. ஆயினும் குறைந்த கலோரி அளவுகளைத் தேர்ந்தெடுப்பதால் உடல் எடை குறைய உதவும்.

டாஸ் திட்டத்தைப் பின்பற்றுவதற்குப் பின்வரும் செயல்முறைக் குறிப்புகளைக் கடைப்பிடியுங்கள்:

- கொஞ்சம் கொஞ்சமாக மாற்றத்தை ஏற்படுத்துங்கள்.
- இத்திட்டத்தைப் பின்பற்றுவதால் சிலசமயம் பின்னடைவு ஏற்பட்டால் அதற்காக உங்களை மன்னித்து விடுங்கள்.
- நீங்கள் வெற்றி பெற்றால் அதனை உணவல்லாத கொண்டாட்டமாக மாற்றிக்கொள்ளுங்கள்.
- உடலுழைப்பை அதிகப்படுத்துங்கள்.

நீங்கள் நல்ல சுகாதாரமான பலவகை உணவுகளைத் தேர்ந்தெடுத்தால் அதில் உங்களுக்கு நல்ல ஊட்டச் சத்தும், நறுமணமுமுள்ள சுவைமிக்க உணவும் கிட்டும்.

ஓம்னிஹார்ட் பரிசோதனை

இந்தப் பரிசோதனையின்போது மூன்று வெவ்வேறு விதமான உணவுத்திட்டங்கள் இரத்த அழுத்தம், கொலஸ்டிரால், டிரைகிளிசரைடுகள் (இவை இதயத்திலும் இரத்த நாளத்திலும் நோய் அபாயத்தை ஏற்படுத்தும் இரத்தக் கொழுப்புகள்) போன்றவை உறுப்புகளை எப்படி பாதிக்கலாம் என ஆராயப்பட்டது. இந்தப் பரிசோதனையில் பங்கு கொண்டவர்களில் 164 பேர்களுக்கு இரத்த மிகை அழுத்த முன்நிலையோ முதல்நிலை இரத்த மிகை அழுத்தமோ இருந்தது. ஒவ்வொரு உணவுத் திட்டத்திற்கும் வெவ்வேறு நோக்கம் இருந்தது.

- கார்போஹைட்ரேட் உணவுத் திட்டம், டாஸ் உணவுத் திட்டத்தைப் போன்றது. இதில் பழங்கள்,

காய்கறிகள், கொழுப்பு குறைந்த பால் பொருட்கள் ஆகியவை மீது கவனம் செலுத்தப்பட்டது.

- புரத உணவுத் திட்டத்தில் பெரும்பாலும் தாவரப் புரதம் மீது இலக்கு வைக்கப்பட்டது. பயறு வகைகள், தானியங்கள், கொட்டைகள், விதைகள் போன்றவற்றுடன் பறவை இறைச்சி, கொழுப்பற்ற இறைச்சி, முட்டை இணை உணவுகள், கொழுப்பு குறைந்த பால் பொருட்கள்.

- நிறைவுறாத கொழுப்பு உள்ள உணவுத் திட்டத்தில் ஒருமுனை நிறைவுறாக் கொழுப்புகள் ('நல்ல கொழுப்பு') அதிகமாக இருந்தது. இவை ஆலிவ், சாபிளவர், கனோலா ஆகியவற்றின் எண்ணெய்கள் கொட்டைகள், விதைகள் போன்றவற்றிலிருந்து எடுக்கப்பட்டவை.

முடிவுகள் டாஸ் உணவுத்திட்டத்திலுள்ள சில கார்போஹைட்ரேட்டுகளுக்குப் பதிலாக புரதம் அல்லது நிறைவுறாக் கொழுப்புகளைக் கொண்டு ஈடுசெய்தால் இரத்த அழுத்தத்தை நிலையான டாஸ் திட்டத்தைக் காட்டிலும் இன்னும் அதிகமாக குறைக்கலாம் எனத் தெரிவித்தன.

ஆயினும் கார்போஹைட்ரேட், புரத உணவுத் திட்டங்கள் ஆகிய இரண்டுமே சிறிதளவு எச்டிஎல் வகை (நல்ல) கொழுப்பைக் குறைத்தன. புரதம் மற்றும் நிறைவுறாக் கொழுப்பு உணவுத் திட்டங்களில் டிரைகிளிசரைடுகளைக் குறைத்தன. ஆனால் கார்போ ஹைட்ரேட் உணவுத்திட்டம் குறைக்கவில்லை. இந்த முடிவுகளை உறுதி செய்வதற்கு மேலும் ஆய்வுகள் தேவைப்படுகின்றன.

உங்கள் எடையைக் கட்டுக்குள் வைத்தல்

உங்கள் எடையும் இரத்த அழுத்தமும் நெருங்கிய தொடர்பு உள்ளவை. எடை அதிகரிக்கும்போது உங்கள் இரத்த அழுத்தமும் இணைந்து அதிகரிக்கிறது. நீங்கள் ஆரோக்கியமான எடைக்குள் இல்லாமல் அதிக எடையுடன் இருந்தால் உங்களுக்கு இரத்த மிகை அழுத்தம் ஏற்படும் அபாயம் ஆறு மடங்கு அதிகம். பெரும்பாலானோருக்கு ஏற்படும் இரத்த மிகை அழுத்தம் நேரடியாகப் பலரின் உடல் பருமனுடன் தொடர்புடையதாகவே காணப்படுகிறது. ஒருசில கிலோ எடை குறைவதும்கூட இரத்த அழுத்தத்தில் நல்ல மாற்றங்களைக் கொண்டு வருகிறது.

உடல் எடையைக் குறைக்க வெற்றிகரமான படிநிலைகள்

நீங்கள் உங்கள் எடையைக் குறைக்க வேண்டிய நிலையில் இருந்தால், நீங்கள் அதனை எப்படிச் செய்வது என்றும் அல்லது அளவை நிரந்தரமாகத் தக்கவைப்பது எப்படி என்பதற்கான குறிப்புகள் இதோ இங்கே:

- **ஒரு தீர்மானம் செய்துகொள்ளுங்கள்.** இது உங்களுக்கு மிகவும் தேவையான ஒன்று என்பதால் இதனைச் செய்ய நீங்கள் மனத்தினுள் ஒரு தீர்மானம் எடுத்துக்கொள்ள வேண்டும். ஏனென்றால் இது உங்களுடைய தேவை. மற்றவர்களுடைய தேவை அன்று. நீங்கள் உங்கள் தீர்மானத்தில் உறுதியானபின் உங்கள் குடும்பம், துணைவர், உறவினர்கள், நண்பர்கள் ஆகியோரிடம் உதவியைக்கோருங்கள்.

- **எப்போதும் நேர்மறையாகச் சிந்தியுங்கள்.** நீங்கள் உங்கள் எடையைக் குறைக்க எதை இழக்கிறீர்கள்

என நினைத்துக்கொண்டே இருக்காதீர்கள். உங்களுடைய முன்னேற்றத்தில் கவனம் செலுத்துங்கள்.

- **உங்களுடைய இலக்குக்கு முன்னுரிமை கொடுங்கள்.** பல பிரச்சினைகளால் உங்களுடைய கவனம் குலைந்து உங்களுடைய எடையைக் குறைக்கும் முயற்சியில் தோல்வி அடைந்தால் உங்களை நீங்களே குற்றம் சுமத்தாதீர்கள். பழக்கவழக்கத்தை மாற்றுவதற்குக் கூடுதலான மன உறுதியும் உடலுழைப்பும் தேவை.
- **அடையக்கூடிய இலக்கைத் தீர்மானியுங்கள்.** ஒரு வாரத்தில் அரை கிலோ முதல் ஒரு கிலோ வரை எடைக் குறைப்பு என்பது போல அடையக்கூடிய இலக்கை நிர்ணயுங்கள். இதில் நீங்கள் மெல்ல முன்னேறத் தொடங்கினால் உங்களுடைய இரத்த அழுத்தமும் கொலஸ்ட்ராலும் குறைவதை விரைவில் உணரும் வாய்ப்பு உள்ளது. வாரம் ஒருமுறை இரத்த அழுத்தத்தைப் பரிசோதியுங்கள். இது பெரும்பாலும் உணவு மாற்றங்களுக்கு எடைக் கருவியைவிட விரைவாக மாற்றங்கள் காண்பிக்கும்.

- **பட்டினி கிடக்காதீர்கள்.** மிகவும் கலோரி குறைந்த உணவுத் திட்டங்களும் சிறப்பு உணவுச்

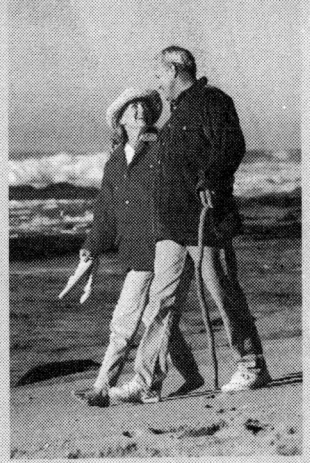

சேர்ப்புகளும் நீண்டகால எடைக் கட்டுப்பாட்டுக்கு விடை அல்ல. மாறாக ஆரோக்கியமான உணவுகளான காய், கனிகளைச் சுவைத்து மகிழுங்கள். இவற்றில் கலோரி குறைவாகவும் உள்ளது; உங்களுக்கு விரைவில் நிறைவையும் தரும்.

- **எப்போதும் சுறுசுறுப்புடன் இருங்கள்.** உணவுக் கட்டுப்பாடு உங்களுக்கு எடை குறைய உதவும். ஆனால் நல்ல சுறுசுறுப்பான உடலியக்கச் செயல்பாடு நீண்ட நாள் குறைந்த உடல் எடையைப் பராமரிப்பதற்கு மிகவும் அவசியம்.

படி 2: எப்போதும் சுறுசுறுப்புடன் இருங்கள்

உங்கள் இரத்த அழுத்தத்தைக் குறைக்க உதவும் மிக முக்கியமானவற்றுள் ஒன்று எப்போதும் சுறுசுறுப்புடன் (உடலியக்கத்துடன்) இயங்குவது. உடலியக்கச் செயல்பாடுகள் இரத்த மிகை அழுத்தத்தைத் தடுக்கவும் உதவும்.

உடலியக்கச் செயல்பாடுகள் எப்படி உதவுகின்றன?

அன்றாடம் செய்யப்படும் உடலியக்கச் செயல்பாடுகளால் உங்கள் இதயம் வலிமையடைகிறது. வலுவான இதயம் அதிக இரத்தத்தை எளிதில் இறைக்கும். உங்கள் இதயம் எவ்வளவு எளிதாக இயங்குகிறதோ அவ்வளவு குறைந்த அழுத்தமே உங்கள் நாளங்களிலும் செலுத்தப்படுகிறது.

நீங்கள் அதிக அளவு சுறுசுறுப்பாகச் செயல்படுவதன் மூலம் உங்கள் இரத்த அழுத்தத்தைச் சராசரியாக 10 மிமீ பாதரச அளவுக்குக் குறைக்கலாம். இதே அளவு பலனைத்தான் சில இரத்த அழுத்தத்தைக் குறைக்கும் மருந்துகளும் தருகின்றன. உடலியக்கச் செயல்பாடுகள் சிலருக்கு அவர்கள் எடுத்துக் கொள்ளும் இரத்த அழுத்தத்தைக் குறைக்கும் மருந்துகளின் அளவைக் குறைக்கவும் உதவும்.

உங்கள் இரத்த அழுத்தம் நல்ல கட்டுக்குள் இருந்தால் (அதாவது 120/80 மிமீ பாதரசம் அளவிற்குள்ளாக) உடலியக்கச் செயல்பாடும் உடற்பயிற்சியும் உங்களுக்கு வயது ஏறஏற ஏற்படும் இரத்த அழுத்த உயர்வைத் தடுக்கும். அன்றாட உடலியக்கச் செயல்பாடுகள் உங்களுக்கு ஆரோக்கிய

மான உடல் எடையைப் பராமரிக்க உதவும். இது உங்கள் இரத்த அழுத்தத்தைக் கட்டுக்குள் வைப்பதற்கு மற்றொரு முக்கியமான வழியாகும்.

உடலியக்கச் செயல்பாடும் உடற்பயிற்சியும்

உடலியக்கச் செயல்பாடு என்பது நீங்கள் உண்ணும் உணவிலிருந்து கிடைக்கும் ஆற்றலின் அளவை (கலோரிகளை) எரிக்கும் எந்த அசைவுகளையும் செயல்களையும் குறிப்பதாகும். தோட்டவேலை, மாடிப்படி ஏறுவது போன்ற பல வகையான செயல்கள் இதில் அடங்கும்.

உடற்பயிற்சி என்பது உங்கள் உடலைக் கச்சிதமாக வைத்துக் கொள்வதற்கு நீங்கள் திட்டமிட்ட அமைப்புடன் மீண்டும் மீண்டும் செய்யும் உடலியக்கச் செயல்பாடாகும். எடுத்துக்காட்டாக, அன்றாடம் நீந்துதல், காலையில் 45 நிமிடம் வேகமாக நடத்தல் போன்ற செயல்பாடுகள் இதில் அடங்கும். அன்றாடம் மிதமான உடலியக்கச் செயல்பாடுகளால் உங்களுக்கு ஏராளமான ஆரோக்கிய பலன்கள் கிடைக்கும். எனினும் அமைப்புடன் செய்யப்படும் உடற்பயிற்சிகள் மேலும் நல்ல பலனைத் தருகின்றன. மிதமான உடலியக்கச் செயல்பாட்டில் நீங்கள் வேலை செய்வதாக உணர்ந்தாலும், உங்களால் தொடர்ந்து ஒருவருடன் உரையாடவும் முடியும்.

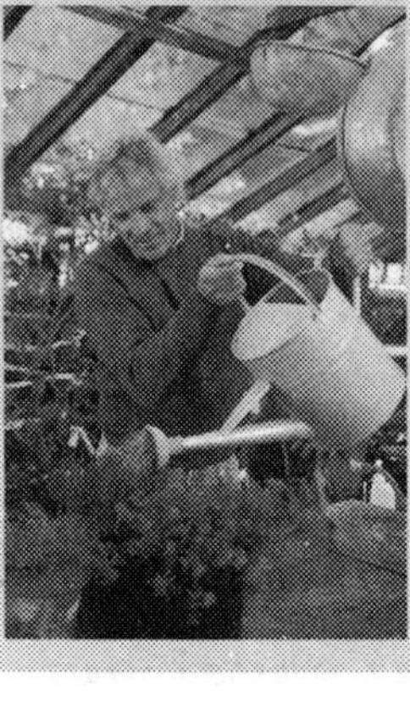

உங்களுடைய அன்றாட உடலியக்கச் செயல்பாடு களை 1 முதல் 3 மாதங்களுக்குச் செய்துவந்தால் உங்கள் இரத்த அழுத்தத்தை நிலைப்படுத்தலாம். உங்களுடைய உடலியக்கச் செயல்பாடுகள் தொடரும்வரை இதன் பலன்கள் இருக்கும்.

என்ன செய்யவேண்டும்?

நெகிழ்வுத் தன்மையும் வலுவூட்டும் பயிற்சிகளும் முழு உடல் தகுதி திட்டத்தின் ஒரு முக்கியமான பங்கு ஆகும். ஆனால் ஏரோபிக் உடற்பயிற்சிகள் மூலம் இரத்த மிகை அழுத்தத்தைக் கட்டுக்குள் வைக்கமுடியும். மேலும் நீங்கள் அன்றாடம் மணிக் கணக்கில் உடற்பயிற்சி மையத்தில் நேரத்தைச் செலவழிக்க வேண்டியதில்லை. சாதாரணமாக நீங்கள் அன்றாடம் செய்யும் வேலைகளுடன் உடலியக்கச் செயல்பாடுகளைக் கூட்டினாலே அது உங்களுக்கு உதவும்.

ஏரோபிக் பயிற்சிகள் உங்கள் இதயம் மற்றும் மூச்சுத் திறனை அதிகரித்து ஆக்ஸிஜனை அதிகத் திறனுடன் பயன்படுத்த உதவுகின்றன. ஏரோபிக் பயிற்சிகள் லேசானதிலிருந்து தீவிரப் பயிற்சிகள் வரை இருப்பதால் நீங்கள் நீண்டநேரம் செய்யலாம். இதனால் ஏராளமான ஆரோக்கிய நலன்களைப் பெறலாம். நன்கு அறியப்பட்ட ஏரோபிக் பயிற்சிகளில் நடைப்பயிற்சி, மெதுவான ஓட்டம், மிதிவண்டி ஓட்டுதல், நீச்சல் போன்றவை அடங்கும். இப்பயிற்சிகள் லேசானதிலிருந்து தீவிரம் மிகுந்ததாக இருக்கின்றன. மாடிப் படியில் ஏறுதல், புல்வெட்டும் இயந்திரத்தை இயக்குதல்,

தரையைக் கழுவுதல் போன்றவைகூட நல்ல பலன் தரும் – திறனுடன் செய்வதைப் பொறுத்து.

வாரத்தின் பெரும்பாலான நாட்களில் நாளொன்றுக்குக் குறைந்த பட்சம் 30 நிமிடங்கள் ஏரோபிக் பயிற்சியை செய்ய இலக்கு வையுங்கள். இதை ஒரே நேரத்தில் 30 நிமிடங்கள் செய்வது உங்களுக்கு இயலாதுபோனால் நினைவுபடுத்திக் கொள்ளுங்கள்: சிறிய அளவில் பிரித்துச் செய்வதும் பலன்தரும். எடுத்துக்காட்டாக ஒரு நாளைக்கு 10 நிமிடங்கள் 3 வேளைக்குச் செய்யவும்.

உங்கள் மருத்துவரின் சம்மதம் எப்போது தேவைப்படுகிறது?

சிலவேளைகளில் நீங்கள் உடற்பயிற்சித் திட்டத்தைத் தொடங்குமுன்னர் உங்கள் மருத்துவரைச் சந்தித்து சம்மதம் பெறுவது அவசியம். குறிப்பாக,

- நீங்கள் 40 வயதிற்கு மேற்பட்ட ஆணாகவோ 50 வயது கடந்த பெண்ணாகவோ இருந்தால்
- நீங்கள் புகைபிடிப்பவராக இருந்தால்
- உங்கள் உடல் எடை அதிகமாகவோ உடல் பருமனாகவோ இருந்தால்
- நீங்கள் நாள்பட்ட உடல்நலப் பிரச்சினை உள்ளவராக இருந்தால் – இரத்த மிகை அழுத்தம் உள்பட
- உங்களுக்கு மாரடைப்பு ஏற்பட்டிருந்தால்
- உங்களுக்கு 40 வயதிற்குள் இதயநோய் ஏற்பட்டிருக்கும் குடும்ப வரலாறு இருந்தால்.

உடற்பயிற்சிக்கான தடைகளை அகற்றுவது எப்படி?

தடைக்கூறுகள்	செய்யக்கூடிய தீர்வுகள்
நேரமின்மை	• உடலியக்கச் செயல்பாடுகளைச் சிறிது சிறிதாகப் பிரித்துக்கொள்ளுங்கள் – 10 நிமிட நடைப்பயிற்சிகளாக. • நேரத்தை வீணாக்கும் தற்காலிக செயல்களைக் கண்டுபிடியுங்கள் – எ.கா: டிவி பார்ப்பது. • உங்களுடைய அன்றாட நிகழ்ச்சிநிரலில் உடற்பயிற்சியையும் சேர்த்துத் திட்டமிடுங்கள். • உடற்பயிற்சி பற்றிய உங்கள் கருத்தை மாற்றி அமையுங்கள். அன்றாட வேலைகளை அதனுடன் சேர்த்துக்கொள்ளுங்கள்.
வசதியின்மை	• உடற்பயிற்சி மையங்களில் செய்வதைக் காட்டிலும் வீட்டிலேயே செய்யுங்கள். • குறைந்த கருவிகள் தேவைப்படும் பயிற்சிளைத் தேர்ந்தெடுங்கள். • உங்கள் அன்றாட செயல்பாடுகளில் உடலியக்கச் செயல்பாடுகளையும் சேர்த்துக் கொள்ளுங்கள்.
சலிப்பு அல்லது சோர்வு	• உங்கள் நண்பருடனோ குழுவாகவோ சேர்ந்து செய்யுங்கள். • உடற்பயிற்சி மையத்தில் சேருங்கள் அல்லது உடல்நல வகுப்புகளுக்குச் செல்லுங்கள். • நீங்கள் பயிற்சி செய்யும்போது தொலைக்காட்சி பாருங்கள். இசையைக் கேளுங்கள் அல்லது படியுங்கள். • புதிய இலக்குகளைச் சவாலாக எடுத்துக் கொள்ளுங்கள்.

நீங்கள் தொடர்ந்து ஏதேனும் மருந்துகள் எடுத்துக்கொள்ளக்கூடியவராக இருந்தால், உங்கள் உடலியக்கச் செயல்பாடுகளை அதிகரிப்பது அம்மருந்துகளின் திறனைப் பாதிக்குமா, அல்லது அதன் பக்கவிளைவுகளில் மாற்றம் ஏற்படுமா, அல்லது உடற்பயிற்சியின் விளைவுகளை மருந்துகள் பாதிக்குமா என உங்கள் மருத்துவரிடம் கேளுங்கள். நினைவில் வைத்துக்கொள்ளுங்கள்: நீங்கள் போதுமான உடலியக்கச் செயல்பாடோ உடற்பயிற்சியோ செய்யாது போனால் உங்கள் உடல்நலத்தை அபாய நிலைக்குத் தள்ளுகிறீர்கள். எனவே உடற்பயிற்சி செய்யாமல் இருப்பதற்கான காரணங்களைத் தேடாதீர்கள் – தடைகளை அகற்ற முயலுங்கள்.

உடற்பயிற்சிகளைப் பாதுகாப்பாகச் செய்யுங்கள்

உடற்பயிற்சியின்போது உங்கள் உடலுக்குக் காயம் ஏற்படும் அபாயத்தைக் குறைக்க மெதுவாக பயிற்சியை செய்யத் தொடங்குங்கள். உடற்பயிற்சிக்கு முன்னர் உடலை வெதுவெதுப்பாக்கும் பயிற்சிகளையும் உடற்பயிற்சிகளுக்குப் பின்னர் உடலைக் குளிரச் செய்யும் பயிற்சிகளையும் செய்யுங்கள். உடற்பயிற்சியின் தீவிரத்தைக் கொஞ்சம் கொஞ்சமாகக் கூட்டுங்கள்.

உடலை வலுவாக்கும் பயிற்சியையோ தசை யிழுப்பு பயிற்சிகளையோ செய்ய முயலுவதற்கு முன் உங்கள் மருத்துவரிடம் சம்மதம் பெறுங்கள். ஏனெனில் சில உடற்பயிற்சிகளால் உங்கள் இரத்த அழுத்தம் அதிகரிக்கலாம்.

நீங்கள் உடற்பயிற்சி செய்யும்போது பின்வரும் எச்சரிக்கை அறிகுறிகள் தென்பட்டால் உடனே பயிற்சியை நிறுத்திவிட்டு மருத்துவ உதவியை நாடுங்கள்:

- நெஞ்சுவலி அல்லது இறுக்குவது போன்ற உணர்வு
- கிறுகிறுப்பு அல்லது மயக்கம்
- கையில் அல்லது தாடையில் வலி
- கடும் மூச்சுத் திணறல்
- ஒழுங்கற்ற இதயத் துடிப்பு
- அதிகக் களைப்பு

உங்கள் முன்னேற்றத்தைக் கண்காணியுங்கள்

நீங்கள் மருத்துவரிடம் செல்லும்போதெல்லாம் உங்களுடைய இரத்த அளவைத் தெரிந்து கொள்ளுங்கள். உங்கள் வீட்டில் இரத்த அழுத்தக் கண்காணிப்புக் கருவி இருந்தால் உடற்பயிற்சி செய்வதற்குமுன் இரத்த அழுத்த அளவைத் தெரிந்துகொள்ளுங்கள். உங்கள் முன்னேற்றத்தைக் கவனியுங்கள்.

படி 3: புகையிலைப் பொருட்களைத் தவிருங்கள், மதுவைக் குறையுங்கள்

புகையிலைப் பொருட்களும் மதுவும் உங்கள் இரத்த அழுத்தத்தை உயரச் செய்யலாம். ஆகையால் உங்களுக்கு இரத்த மிகை அழுத்த முன்நிலையோ இரத்த மிகை அழுத்தமோ காணப்பட்டால் நீங்கள் இப்பொருட்களின் விளைவுகளை எண்ணி எச்சரிக்கையுடன் இருக்க வேண்டியது அவசியம்.

புகையிலையும் இரத்த மிகை அழுத்தமும்

புகையிலைப் பொருட்களில் இருக்கும் நிக்கோடின் உங்கள் இரத்த நாளங்களைக் குறுக்கி இதயத்தைக் கடினமாக வேலை செய்ய வைக்கிறது. இதனால் இரத்த அழுத்தமும் இதயத்துடிப்பும் அதிகரிக்கின்றன. அத்துடன் உங்கள் இரத்தத்திலுள்ள சிவப்பணுக்கள் இயல்பாக எடுத்துச்செல்லும் பிராணவாயுவின் (ஆக்ஸிஜனின்) சிறிதளவு இடத்தை சிகரெட் புகையில் இருக்கும் கார்பன் மோனாக்ஸைடு பிடித்துக்கொள்ளும்.

ஒரு சிகரெட்கூட உங்கள் இரத்த அழுத்தத்தை 1 முதல் 2 மணி நேரத்திற்கு உயரச் செய்கிறது. ஒருநாளைக்கு உங்கள் சிகரெட்டின் எண்ணிக்கை அதிகரிக்கஅதிகரிக்க உங்கள் இரத்த அழுத்தத்தைப் பாதிக்கும் காலமும் அதிகரிக்கிறது.

உங்களுக்கு இரத்த மிகை அழுத்தம் இருந்தால், அதுவே உங்களுக்கு மாரடைப்பு, இதயச் செயலிழப்பு மற்றும் மூளைத்தாக்கு ஏற்படும்

அபாயத்தை அதிகரிக்கும். அதேசமயம் இரத்த மிகை அழுத்தத்துடன் புகைபிடித்தால் உங்களுக்கு மேற்சொன்ன நோய்கள் ஏற்படும் அபாயம் மேலும் பல மடங்கு அதிகரிக்கிறது.

புகைபிடித்தல் உங்களுடைய இரத்த அழுத்தக் குறைப்பு மருந்துகளின் திறனை மாற்றியமைக்க வல்லது. ஆகையால் நீங்கள் புகைபிடிப்பதை நிறுத்தினால் உங்கள் இரத்த அழுத்தக் குறைப்பு மருந்துகள் நன்கு வேலை செய்யும்.

புகையிலையின் பிடியிலிருந்து விடுபடுவது எப்படி?

நீங்கள் புகைபிடிப்பதை நிறுத்துவதற்கான வாய்ப்பு களை அதிகரிப்பதற்கான வழிகள்:

- **என்ன நேரும் என எதிர்பார்த்துச் செயல்படுங்கள்.** புகைபிடிப்பதை நிறுத்த முயலும்போது தடைகள் ஏற்படலாம் என நீங்கள் எதிர்பார்த்தால், எடுத்துக்காட்டாக புகையிலை நிறுத்தப் பின்விளைவுகளின் அறிகுறிகள் தென்பட்டால் புகையிலையின் தேடலை, தேவையைத் தவிர்ப்பதற்கான வழிகளைக் கையாளக் கற்றுக் கொள்ளுங்கள்.

- **நிறுத்தும் நாளைக் குறியுங்கள்.** கொஞ்சம் கொஞ்சமாகப் புகைப்பதைக் குறைக்க நினைப்பதற்கு பதிலாக முற்றுமுழுதாக புகைப்பதை நிறுத்தும் நாளைக் குறியுங்கள் (எ.கா: பிறந்தநாள், திருமணநாள்). இது நல்ல பலனைத் தருகிறது.

- **மருந்துகளுக்கும் கலந்தாலோசனைக்கும் உங்கள் மருத்துவரிடம் பேசுங்கள்.** பதற்றம், சிடுசிடுப்பு

போன்ற புகையிலை நிறுத்தப் பின்விளைவு
களைக் குறைப்பதற்குப் பரிந்துரைக்கப்படும்
மருந்துகளையோ நிக்கோடினை வேறு
வழியில் அளிக்கும் பொருட்களையோ (ஒட்டு
வில்லைகள், சுவைக்கும் பசை, மிட்டாய்கள்,
மூக்குதெளிப்பான்கள், உள்ளிழுப்பான்கள்
போன்றவை) பயன்படுத்துங்கள். இதுபோன்ற
மாற்று மருந்துகளைப் பயன்படுத்துவதன்
மூலம் நீங்கள் புகைப்பதை நிறுத்துவது
இரண்டு மடங்கு அதிகரிக்க வாய்ப்பிருக்கிறது.
மேலும் மருத்துவரின் கலந்தாலோசனையும்
தொலைப்பேசி ஆதரவு மையத்துடன் தொடர்பும்
இருந்தால் புகையிலைப் பொருட்களுக்கு
எதிராக நீங்கள் வலுவாகப் போராட முடியும்.

- **மற்றவர்களுக்கு உங்கள் தீர்மானத்தைக்
கூறுங்கள்.** இந்த முயற்சிக்கு உங்கள்
குடும்பத்தினர், நண்பர்கள் மற்றும் உடன்
பணியாற்றுவோரின் ஆதரவு எளிதில் உங்களின்
இலக்கை அடைய உதவும்.

மதுவும் இரத்த மிகை அழுத்தமும்

*மது அருந்துவதால் உங்கள் இரத்த அழுத்தமும்
உயரும். அத்துடன் மிகவும் அதிகமாக மது
அருந்துவதால் நாளடைவில் உங்கள் இதயத்
தசைகளும் சேதமடையும். பொதுவாக மதுவை
மிகையாக அருந்துபவர்களுக்கு, இரத்த அழுத்தத்தைக்
கட்டுக்குள் வைக்கும் ஊட்டச்சத்துக்களான
பொட்டாசியம், கால்சியம், மெக்னீசியம்
போன்றவை தேவையான அளவு கிடைப்பதில்லை.*

எனினும் குறைந்த அளவில் மது அருந்தும்போது அது மிகப் பெரிய அளவில் இரத்த அழுத்தத்தை உயரச் செய்வதில்லை. இரத்த மிகை அழுத்தம் உள்ளவர்களுக்குக்கூட இது பொதுவான உண்மை. மெய்யாகவே மிதமாகக் குடிப்பதனால் மாரடைப்பு ஏற்படும் அபாயம் குறைவதாக சில ஆய்வுகள் கூறுகின்றன. ஆனால் நீங்கள் ஆரோக்கியமான உணவை உட்கொள்வதன் மூலமும் உங்கள் உடலியக்கச் செயல்பாடுகளை அதிகரிப்பதன் மூலமும் உங்களுக்கு மாரடைப்பு ஏற்படும் அபாயத்தைக் குறைக்கலாம். ஆனால் இந்த இரு செயல்பாடுகளும் மது அருந்துவதைக் காட்டிலும் அபாயம் இல்லாதவை.

எனவே நீங்கள் இதுவரை மது அருந்தாதவராக இருந்தால் இதற்குமேலும் ஆரம்பிக்காதீர்கள். நீங்கள் குடிப்பவராக இருந்தால் மிதமான அளவில் மட்டும் குடியுங்கள்.

மிதமான அளவு மது அருந்துதல்: நீங்கள் நினைப்பதைவிடக் குறைவானதா?

மிதமாக மது அருந்துதல் என்பது பெண்களுக்கும் 65 அல்லது அதற்கும் மேற்பட்ட வயதினருக்கும் ஒரு நாளைக்கு ஒரு மதுவளவு மட்டுமே மது அருந்துவதாகும். 65 வயதிற்குட்பட்ட ஆண்கள் ஒரு நாளைக்கு இரண்டு மதுவளவுக்கு மிகாமல் மது அருந்துவது எனப் பொருள்படும். ஒரு மதுவளவு அருந்துவது என்பது பீர் பானத்தை 330 மிலி அல்லது 100 மிலி மேசை வைன் அல்லது 30 மிலி கடின மது (பிராண்டி, விஸ்கி, ரம் போன்றவை) எடுத்துக்கொள்வதைக் குறிக்கும்.

மது நீங்கள் எடுத்துக்கொள்ளும் மருந்துகளைப் பாதிக்குமா, பக்கவிளைவுகளைக் கூட்டுமா என உங்கள் மருத்துவரிடமோ மருந்தாளுநரிடமோ கேளுங்கள். மேலும் உங்களுக்குப் பாதுகாப்பான மதுவின் அளவு எவ்வளவு என உங்கள் மருத்துவரிடம் கேளுங்கள்.

காபி (காஃபைன் கலந்த பானங்கள்) அருந்தலாமா?

காஃபைன் ஒரு கிளர்ச்சியூட்டி. அதிக அளவில் காஃபைனை எடுத்துக்கொள்ளும்போது தற்காலிகமாக இரத்த அழுத்த உயர்வு ஏற்படுவதாக சில ஆய்வுகள் கூறுகின்றன (சில முடிவுகள் முரண்படுகின்றன). முன்னெச்சரிக்கையாக மருத்துவர்கள் இரத்த மிகை அழுத்தம் உள்ளவர்களை காஃபைன் உள்ள காபியை ஒரு நாளைக்கு 2 கோப்பை* மட்டும் அருந்தவும் அல்லது காஃபைன் கலந்த தேநீரை ஒரு நாளைக்கு 4 கோப்பைகள் மட்டும் அருந்தவும் ஆலோசனை கூறுகின்றனர். பல வகையான சோடா மற்றும் பானங்களிலும் காஃபைன் உள்ளது என்பதை மறந்து விடாதீர்கள்.

காஃபைன் அதிகம் அருந்துவதால் சிடுசிடுப்பு, பதற்றம் போன்ற வேண்டாத விளைவுகள் ஏற்படலாம். எனவே அவற்றைக் கட்டுப்பாட்டுடன் உட்கொள்வது நல்லது.

* ஒரு கோப்பை என்பது 150 மிலி.

படி 4: மனஅழுத்தத்தைச் சமாளித்தல்

எப்போதும் போட்டி மனப்பான்மையுடனும் பொறுமையிழந்த நிலையிலும், மன அழுத்தத் துடனும் காணப்படுபவர்களில் (வகை ஏ ஆளுமை உள்ளவர்கள்) பலருக்கும் இரத்த மிகை அழுத்தம் ஏற்படும் வாய்ப்பு உள்ளது என்பது சரியா? இல்லை. இப்பண்புக் கூறுகள் உள்ளவர்களுக்கு பல பாதகமான அம்சங்கள் உண்டென்றாலும் இரத்த மிகை அழுத்தம் அவற்றில் ஒன்றல்ல.

ஆயினும் மன அழுத்தத்திற்கும் இரத்த மிகை அழுத்தத்திற்குமிடையே ஏற்படும் குறுகிய கால இணைவு, ஒருவரின் உடல் நலனில் நீண்டகால அபாயத்தை ஏற்படுத்தலாம். உங்களுக்கு இரத்த மிகை அழுத்தம் இருந்தால் இந்த இணைவுகளைப் புரிந்துகொள்வது அவசியமாகும்.

மன அழுத்தம் என்றால் என்ன?

நீங்கள் நெருக்கடியை உணரும்போது 'நின்று போராடு அல்லது விலகி ஓடிவிடு' என்னும் எதிர்வினை புரிந்தால் அதனை மன அழுத்தம் எனப் பொதுவாக வரையறுக்கின்றனர். இந்த நெருக்கடி எந்தச் சூழ்நிலையிலும் இல்லாத நிலையிலும் இருப்பது போல தவறாக, அபாயகரமாக உணரப்படலாம்.

உங்கள் மனம் நெருக்கடிக்கு உள்ளாகும்போது உங்கள் உடல் ஏராளமான நாளமில்லாச் சுரப்புகளை உதாரணமாக எபிநெப்ரின் (அட்ரினலின்), கோர்டிசோல் போன்றவற்றை இரத்த ஓட்டத்திற்குள் வெளியிடுகிறது. இந்த நாளமில்லாச் சுரப்புகள்

உங்கள் அறிவைக் கூர்மையாக்கி, எதிர்வினை நேரத்தை விரைவுபடுத்தி உங்களுக்கு வலுவையும் வனப்பையும் தருகின்றன. அதேசமயம் இந்தச் சுரப்புகள் இதயத் துடிப்பை விரைவாக்கி உங்கள் இரத்த நாளங்களைக் குறுகச்செய்து இரத்த அழுத்தத்தை அதிகப்படுத்துகின்றன.

நீண்டகால அபாயங்கள்

தற்காலிகமாக மன அழுத்தத்துடன் தொடர்புடைய இரத்த அழுத்ததில் ஏற்படும் உயர்வு வியப்பை ஏற்படுத்தக்கூடியது. ஆனால் மன அழுத்தம் ஏற்படுத்தும் காரணி மறைந்தவுடன் இரத்த அழுத்தமும் இயல்பு நிலையை அடையும். எனினும் இதுபோன்ற தற்காலிக உயர்வுகள் அடிக்கடி ஏற்பட்டால் அவை உங்கள் இதயத்தையும் இரத்த நாளங்களையும் நாள்பட்ட இரத்த மிகை அழுத்தத்தில் ஏற்படுவது போல பாதிக்கும் வாய்ப்பும் உள்ளது.

அத்துடன் நீங்கள் மன அழுத்தத்தில் பாதிக்கப் படும்போது அதற்கு எதிர்வினை புரியும் விதமாக புகைபிடிப்பது, மிகையாக மது அருந்துவது அல்லது ஆரோக்கியமற்ற உணவுப் பொருட்களை உண்பது போன்ற செயல்களில் ஈடுபட்டால் உங்களுக்கு இரத்த அழுத்த உயர்வு ஏற்படுவதுடன் மாரடைப்பு, மூளைத்தாக்கு போன்ற இன்னும் பல அபாயங்கள் ஏற்படும் வாய்ப்பு அதிகம்.

மன அழுத்தத்தைச் சமாளித்தல்

மன அழுத்தத்தைச் சரிசெய்ய கீழ்க்காணும்

வழிகளைப் பின்பற்றிப் பாருங்கள்:

- **மன அழுத்தக் காரணிகளைக் கண்டறியுங்கள்; அதனைச் சமாளிப்பதற்குத் திட்டமிடுங்கள்.**
உங்களுக்கு என்ன காரணத்தால் மன அழுத்தம் ஏற்படுகிறது என உறுதிபடுத்திக்கொள்ள முயலுங்கள். குடும்பத்தில் உறவுப் பிரச்சினைகள், உடல்நலப் பிரச்சினைகள், வாழ்க்கைக்கும் வேலைக்கும் இடையே உள்ள சமமின்மைகள், பணியிடச் சுமைகள், அல்லது பொருளியல் பிரச்சினைகள் போன்றவை காரணமானால் அவை ஒவ்வொன்றையும் சமாளிக்கத் திட்டமிடுங்கள். அந்தக் காரணிகளை உங்கள் வாழ்விலிருந்து விலக்க இயலாவிடில் அதற்கு எதிர்வினையாகும் உங்கள் செயல்களை மாற்றிக் கொள்ளுங்கள்.

- **உங்கள் வேலைப் பட்டியலை எளிமையாக்குங்கள்.**
நீங்கள் தொடர்ந்து ஓய்வின்றி இருப்பதாக எண்ணினால், சில நிமிடங்கள் ஒதுக்கி உங்கள் வேலைப் பட்டியலையும் நாள்காட்டியையும் மீளாய்வு செய்யுங்கள். எவை உங்களின் பொன்னான நேரத்தை அதிகம் எடுத்துக்கொண்டு உங்களுக்குக் குறைந்த பலன்கள் கொடுக்கின்றன எனக் கவனியுங்கள். அதற்கு குறைந்த நேரம் ஒதுக்குங்கள், இல்லையெனில் அவற்றை உங்கள் அன்றாடச் செயல்களிலிருந்து முழுமையாக நீக்கி விடுங்கள்.

- **உடற்பயிற்சி.** உங்கள் இரத்த அழுத்தத்தைக் கட்டுக்குள் வைக்க உதவுவதுடன், உடலியக்கச் செயல்பாடு இயற்கையாகவே மன அழுத்தத்தைக் குறைக்க உதவும்.

தளர்வுபடுத்தும் மூச்சுப் பயிற்சிகளைச் செய்யுங்கள்

நீங்கள் மன அழுத்தத்துடன் உள்ளபோது எவ்வாறு சுவாசிக்கிறீர்கள் என கவனித்திருக்கிறீர்களா? மன அழுத்தத்தின்போது உங்கள் மூச்சு, வரிசை ஒழுங்கின்றியும் ஆழமின்றியும் இருக்கும். அவை விரைவான இதயத்துடிப்பு போன்ற மனஅழுத்த எதிர்வினைகளை நீடிக்கச் செய்யும்.

உங்கள் மூச்சைக் கட்டுப்படுத்த முடிந்தால் திடீர் மன அழுத்தத்தால் ஏற்படுத்தும் சுழல் விளைவுகள் தானாகவே குறையும். தளர்வுபடுத்தும் மூச்சுப் (ஆழ்ந்த மூச்சு என அழைக்கப்படும்) பயிற்சியை குறைந்தபட்சம் ஒரு நாளைக்கு இருமுறையும் நீங்கள் எப்போது மனஅழுத்தத்தை உணர்ந்தாலும் செய்யுங்கள்.

- **மூச்சை உள்ளிழுங்கள்.** உங்கள் வாயை மூடிக் கொண்டு தோள்பட்டையைத் தளர்வாக்கி மெதுவாக ஆழமாக 6 எண்ணும்வரை மூக்கு வழியாக மூச்சை உள்ளிழுங்கள். உங்கள் உதரவிதானத்தில் (நெஞ்சுக்கும் தசைக்குமிடையே இருக்கும் மூச்சகத் திற்கு உதவும் தசையில்) காற்று நிரம்ப விடுங்கள்.
- **அப்படியே ஒரு நொடி இருங்கள்.**
- **மூச்சை வெளியே விடுங்கள்.** மெதுவாக காற்றை வாய்வழியாக 6 எண்ணும்வரை வெளியே விடுங்கள்.
- **அப்படியே ஒரு நொடி இருங்கள்.**
- **மறுபடியும் செய்யுங்கள்.** இதே மூச்சுச் சுழற்சியை பல முறை செய்து முடியுங்கள்.

நீங்கள் சரியாக மூச்சுவிடும்பொழுது உங்களுடைய வயிறு – நெஞ்சு அல்ல – ஒவ்வொரு மூச்சுக்கும் ஏறி

இறங்கும். நீங்கள் கீழே படுத்துக்கொண்டிருந்தால் மெதுவான அட்டையுள்ள ஒரு புத்தகத்தை வயிற்றின் மீது வைக்கவும். நீங்கள் மூச்சை உள்ளிழுக்கும்போது புத்தகம் மேலே எழும்ப வேண்டும். மூச்சை வெளியே விடும்போது புத்தகம் கீழே செல்ல வேண்டும்.

- **நிறைய நேரம் தூங்குங்கள்.** நீங்கள் அதிக நேரம் தூங்காமல் போவதால் உங்களுடையச் சின்ன பிரச்சினைகள்கூட உங்களுக்குப் பூதாகரமாகத் தெரியலாம். நீங்கள் நன்றாகத் தூங்க உதவுவதற்கு அன்றாடம் தூங்கச் செல்லும் நேரத்தையும் விழிப்பதற்கான நேரத்தையும் சீராக்கிக் கொள்ளுங்கள். படுக்கை நேர பழக்கங்களான வெதுவெதுப்பான நீரில் குளித்தல், இசையை ரசித்தல், புத்தகம் படித்தல் போன்றவை விரைவில் தூங்குவதற்கு உதவும்.

- **அவ்வப்பொழுது வேலைப்பளுவிலிருந்து விடுபடுங்கள்.** அன்றாடம் செய்யும் வேலைகளிலிருந்தும் உங்கள் வாழ்வில் இருக்கும் மனஅழுத்தங்களிலிருந்தும் உங்களை நீங்களே விடுவித்துக் கொள்ளுங்கள். வார இறுதி நாளாக இருந்தாலும்கூட எங்காவது வெளியே சென்று வாருங்கள். ஒரு திரைப்படத் திற்குச் செல்லுங்கள் அல்லது வீட்டைவிட்டு வெளியில் சென்று உணவருந்திவிட்டு வாருங்கள். உங்கள் வேலை

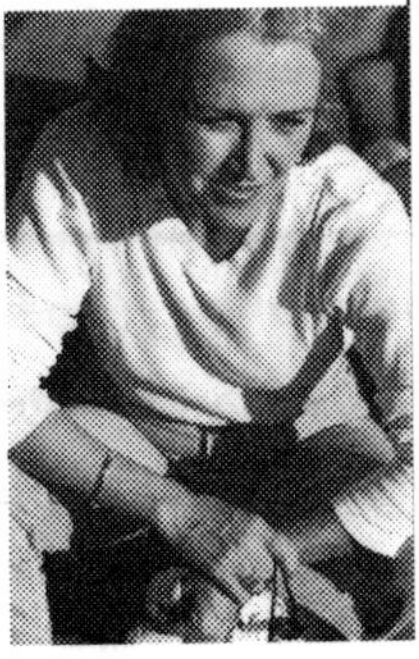

இரத்த மிகை அழுத்தமும் உங்கள் இதயமும்

நாட்களின்போதும் சிறிய இடைவெளி எடுத்து உடலை நீட்டி விறைப்பாக்கி விரியச் செய்யுங்கள்; நடைப் பயிற்சி செய்யுங்கள்; நன்றாக இழுத்து மூச்சு விட்டு தளர்வாகுங்கள்.

- **நகைச்சுவையைத் தேடி ரசியுங்கள்.** சிரிப்பு மனதுக்கு உள் உற்சாகத்தைத் தரக்கூடியது. வாய்விட்டு சிரிப்பதால் உங்கள் மனச்சுமை குறைவதுடன், அது உங்கள் இதயம், நுரையீரல் மற்றும் தசைகளையும் மேலும் செயல்படத் தூண்டுகிறது. சிரிக்கும் போது உங்கள் மூளைத் திசுக்களுக்குள் நல்ல உணர்வை ஏற்படுத்தும் 'என்டார்ஃபின்கள்' வெளியிடப்படுகின்றன.

- **தளர்வாக்கும் முறைகளைக் கற்றுக்கொள்ளுங்கள்.** உங்கள் மனதையும் உடலையும் தளர்வாக்க உதவும் தியானம், யோகா, தை சீ போன்ற முறைகளையோ அல்லது உங்களுக்குப் பிடித்தமான வேறு பயிற்சிகளையோ கற்றுத்தரும் பயிற்சிப் பட்டறைகளுக்கும் செல்லுங்கள்.

உங்கள் மன அழுத்தத்திற்கான தீர்வுகளைக் காண முயலுங்கள். திறந்த மனதுடன் செயல்படுங்கள். சோதனை முயற்சிக்கு தயங்காதீர்கள். உங்கள் உத்தியைத் தேர்ந்தெடுத்து நடவடிக்கை எடுங்கள்; அதன் பலன்களை அனுபவிக்கத் தொடங்குங்கள்.

ரெஸ்பரேட் (மூச்சுக்கருவி) உங்கள் இரத்த அழுத்தத்தைக் குறைக்க உதவுமா?

ரெஸ்பரேட் எங்கும் எடுத்துச் செல்லக்கூடிய ஒரு மின்னணுக் கருவி. இது மூச்சின் வேகத்தைக் குறைத்து

ஆழத்தை அதிகரிக்கும். இதன் மூலம் உங்கள் மன அழுத்தம் குறைந்து இரத்த அழுத்தம் கட்டுப்படுவதாக அமெரிக்க உணவு மற்றும் மருந்துக்கழகம் (எஃப்டிஏ) அங்கீகாரம் அளித்துள்ளது.

ரெஸ்பரேட் உங்கள் மூச்சைப் பகுப்பாய்வு செய்து, தனிப்பட்ட ஒரு மெல்லிசையை உருவாக்கி உங்கள் செவியுடன் பொருந்தியுள்ள ஒலிவாங்கிக்கு (ஏர்போன்) அனுப்புகிறது. இந்த மெல்லிசைக்கு ஏற்ப உங்கள் மூச்சு அளவு மெதுவாகக் குறைய ஆரம்பித்து நிமிடத்திற்கு 10 என இலக்காகக் கொண்டு குறைகிறது. இச்சுவாசத்தின்போது நீண்ட வெளிமூச்சு ஏற்படும். உங்கள் இரத்த அழுத்தத்தைக் குறைக்க உதவ நீங்கள் இந்த மூச்சுப் பயிற்சியை நாள்தோறும் 15 நிமிடங்கள் என ஒரு வாரத்தின் பெரும்பாலான நாட்கள் செய்ய வேண்டும்.

ஆழமான, மெதுவான மூச்சின்போது உங்கள் சிறிய இரத்த நாளங்களைச் சுற்றியுள்ள தசைகள் தளர்வடைவதால் உங்கள் இரத்த நாளங்களில் இரத்தம் எளிதாக அதிக அழுத்தமின்றிப் பாய்கிறது. இதனால் இரத்த அழுத்தம் குறைகிறது. இதுவே ரெஸ்பரேட் கருவி செயல்படுவதற்கான அடிப்படைக் கோட்பாடு ஆகும். ஆனால் இதன் பலனை அடைய 3 முதல் 4 வாரங்கள் காத்திருக்கவேண்டும்.

சிலர் தியானம் அல்லது வேறு முறைகளைக் கையாண்டு மெதுவாக, ஆழமான மூச்சுப் பயிற்சியைக் கைக்கொண்டு தங்கள் மன அழுத்தத்தையும் இரத்த அழுத்தத்தையும் கட்டுக்குள் கொண்டு வருகின்றனர்.

படி 5: உங்கள் மருந்துகளை முறையாக எடுத்துக்கொள்ளுங்கள்

உங்கள் இரத்த அழுத்தத்தைக் கட்டுக்குள் வைப்பதற்கு உதவும் மிகச் சிறந்த, பாதுகாப்பான வழி உங்கள் வாழ்க்கை முறையை மாற்றிக் கொள்வதே யாகும். ஆனால் சில வேளைகளில் இந்த வாழ்க்கை

மருந்துகளின் வகைகள்

இவையெல்லாம் கிடைக்கக்கூடிய மருந்துகளின் எடுத்துக்காட்டுகளே – இது முழுமையான பட்டியல் அல்ல.

வகை	எடுத்துக்காட்டுகள்* மருந்தின் பெயர்	எப்படிச் செயல்படுகிறது
நீர்ப்போக்கிகள் தையசைட் லூப் பொட்டாசியத்தைத் தங்க வைக்கக் கூடியவை	 குளோர் தாலிடோன் ஹைட்ரோகுளோரோ தயசைட் ஃபியூரோசிமைட், புயூமெட்டானைட். எப்லெரினோன், ஸ்பைரினோ லாக்டோன்	உங்கள் சிறு நீரகங்களில் பணிபுரிந்து உங்கள் உடலிலுள்ள அதிகப்படியான நீரையும் சோடியத்தையும் வெளியேற்ற உதவுகிறது. இதனால் இரத்த நாளங்களுக்குள் உள்ள திரவ அளவைக் குறைத்து நாளச்சுவர்களின் மீது ஏற்படும் அழுத்தத்தைக் குறைக்கிறது. சிலசமயம் இவற்றை நீர் மாத்திரைகள் என அழைப்பர்.
பீட்டா தடுப்பான்கள்	அடினோலோல், புரோப்ரனோலோல், பைசோபுரோலோல், மெடோபுரோலோல்.	அட்ரினலின் (எபிநெப்ரின்) என அழைக்கப்படும் சுரப்பின் விளைவுகளைத் தடுப்பதன் மூலம் உங்கள்

முறை மாற்றங்கள் மட்டும் போதுமானவையல்ல. இதற்கு இரத்த அழுத்தக் குறைப்பு மருந்துகளின் உதவி தேவைப்படலாம். இவ்வகை மருந்துகள் பல கிடைக்கின்றன. ஒவ்வொன்றும் நல்ல மற்றும் தீய விளைவுகளைக் கொண்டுள்ளது. எது உங்களுக்குத் தேவை, அதனால் ஏற்படும் பலன்களையும் பக்க விளைவுகளையும் பற்றி உங்கள் மருத்துவரிடம் பேசுங்கள்.

	ஏற்பட வாய்ப்புள்ள பக்கவிளைவுகளும் எச்சரிக்கைகளும்
	அதிக அளவு சிறுநீர்க் கழிதல், பலவீனம், கிறுகிறுப்பு, நீரிழப்பு, ஆண்குறி விறைப்புக் குறைவு. தையசைட் மற்றும் லூப் நீர்போக்கிகள் உடலில் பொட்டாசியக் குறைவை ஏற்படுத்தலாம். பொட்டாசியம் தங்கச் செய்யும் நீர்ப்போக்கிகளை எடுத்துக் கொள்ளும் போது பொட்டாசியம் உப்புகளை உணவில் சேர்த்துக் கொள்ளும்முன் உங்கள் மருத்துவரைக் கலந்தாலோசிக்கவும். இவை உங்கள் இரத்தத்தில் குளுகோஸையும் கொழுப்புகளையும் அதிகரிக்கச் செய்யலாம். உங்களுக்கு கௌட் வகை மூட்டழற்சி ஏற்படும் வாய்ப்பு உள்ளது.
	பொதுவானவை: களைப்பு, கைகள் சில்லிடல், கிறுகிறுப்பு, தளர்ச்சி, மூக்கடைப்பு. **பெரும்பாலும் குறைவானவை:** மூச்சுவிட சிரமம், உறங்குவதில் சிரமம், உடலுறவுக்கு விருப்பமின்மை இதயதுடிப்பு அளவு

வகை	எடுத்துக்காட்டுகள்* மருந்தின் பெயர்	எப்படிச் செயல்படுகிறது
		இதயம் மெதுவாக குறைந்த வலிமையுடன் துடிக்கிறது. கறுப்பு இனத்தவர்களுக்கு தையசைட் நீர்ப்போக்கிகள் இணைத்து கொடுத்தால் நலம் தரும்.
ஆஞ்சியோடென்சினை மாற்றும் என்சைம் (சுரப்பு) குறைப்பான் (ஏசிஈ குறைப்பான்)	பெனஸ்ஜெப்ரில், எனலாப்ரில், லிஸினோப்ரில், குயினாப்ரில், ராம்பிரில், டிரான்டோலாப்ரில்.	இரத்த நாளங்களைக் குறுகச் செய்யும் ஆன்சியோடென்சின் II என்னும் சுரப்பு உற்பத்தி ஆவதைத் தடுப்பதால் இரத்த நாளங்கள் விரிந்து தளர்வடைந்து இரத்த அழுத்தம் குறைகிறது. கறுப்பு இனத்தவர்களுக்கு தையசைட் நீர்ப்போக்கியுடன் இணைத்துக் கொடுக்கும் போது நன்கு பலனளிகிறது.
ஆன்ஜியோடென்சின் II ஏற்பி தடுப்பான்	எப்ரோசார்டான், ஐர்பிசார்டான், ஓல்மிசார்டான், கண்டிசார்டான், டெல்மிசார்டான், லோசார்டன், வல்சார்டான்.	ஆன்ஜியோடென்சின் IIஇன் செயலைத் தடுப்பதன் மூலம் இரத்த நாளங்களைத் தளர்வடையச்செய்து, நாளங்களை விரிவாக்கி இரத்த அழுத்தத்தைக் குறைக்கிறது. கறுப்பு இனத்தவர்களுக்கு தையசைட் நீர்ப்போக்கிகளுடன் இணைத்துக் கொடுத்தால் நல்ல பலன் தரும்.

ஏற்பட வாய்ப்புள்ள பக்கவிளைவுகளும் எச்சரிக்கைகளும்

குறைதல், சிலவேலைகளில் மனச்சோர்வு. இரத்தத்தில் குளுகோஸையும் கொழுப்புகளையும் அதிகரிக்கலாம். கடுமையான ஆஸ்துமா தாக்குதலையும் தூண்டலாம். மாத்திரை எடுத்துக்கொள்வதைத் திடீரென நிறுத்திவிடாதீர்கள். குறிப்பாக இதயநோய் உள்ளவராக இருந்தால். இதனால் நெஞ்சுவலி, சீரற்ற இதயத்துடிப்பு மற்றும் மாரடைப்புகூட ஏற்படலாம்.

வறட்டு இருமல், தோல்சினப்பு, கிறுகிறுப்பு, தலைலேசானது போன்ற உணர்வு, சுவை மாறுபடல், பசிகுறைதல், அரிதாக (பொதுவாக கறுப்பு இனத்தவர்களுக்கும் புகைப்பிடிப்பவர்களுக்கும் காணப்படுகிறது) ஆங்காங்கே நாளநீர் வீக்கம் (ஆஞ்சியோ எடிமா) - இது தொண்டையில் ஏற்படும்போது உயிருக்கு ஆபத்தை ஏற்படுத்தலாம். இதனுடன் பொட்டாசியம் அல்லது உப்புக்குப் பதிலாகப் பயன்படுத்தப்படும் மாற்றுகளை மருத்துவரின் ஆலோசனையின்றி பயன்படுத்தக்கூடாது. கர்ப்பிணிகளும் கர்ப்பமாக திட்டமிட்டிருப்பவர்களும் இந்த வகையான மருந்துகளை எடுத்துக்கொள்ளக் கூடாது.

பெரும்பாலும் குறைவாக ஏற்படக்கூடியவை: தலைவலி, கிறுகிறுப்பு, தலை லேசானது போன்ற உணர்வு, மூக்கடைப்பு, வயிற்றுப் போக்கு. அரிதாக, ஆங்காங்கே நிணநீர் வீக்கம் (ஆஞ்சியோ எடிமா) - இது தொண்டையில் ஏற்படும்போது உயிருக்கு ஆபத்தை விளைவிக்கலாம். பொட்டாசியம் அல்லது உப்பு மாற்றுகளை மருத்துவரின் ஆலோசனையின்றி பயன்படுத்தக் கூடாது. கர்ப்பிணிகளும் கர்ப்பமாக திட்டமிட்டிருப்பவர்களும் இந்த வகையான மருந்துகளை எடுத்துக்கொள்ளக்கூடாது.

வகை	எடுத்துக்காட்டுகள்* மருந்தின் பெயர்	எப்படிச் செயல்படுகிறது
ரெனின் குறைப்பான்	அலிஸ்கிரென்	சிறுநீரகங்களில் உற்பத்தியாகும் ரெனின் எனும் என்சைமின் திறனைக் குறைக்கிறது. இந்த என்சைம் ஒரு இராசாயன செயல்பாட்டைத் தொடங்கி வைத்து ஆன்ஜியோடென்சின் II வை உற்பத்தி செய்கிறது. கறுப்பு இனத்தவர்களுக்கு அவ்வளவு பலன் தருவதில்லை. மற்ற வகை இரத்த மிகை அழுத்தக் குறைப்பு மருந்துகளுடன் இணைத்துப் பயன்படுத்தினால் நல்ல பலன் தரும்.
கால்சியம் கால்வாய் அடைப்பான்கள்	அம்லோடிபின், டில்டியாசம், நிஃபிடிபின், வெரபமில்.	இரத்த நாளச் சுவர்களில் உள்ள தசை செல்களில் கால்சியம் உள்ளேநுழைவது தடுக்கப்படுவதால் அவை தளர்வடைந்து விரிவடையும். சில இதயத் துடிப்பளவைக் குறைப்பதுடன், நெஞ்சு வலியைக் (இதய வலி) குறைக்கும். கறுப்பு இனத்தவர்களுக்கு, ஏசிஈ குறைப்பான்கள், ஆன்ஜியோ டென்சின் II ஏற்பி தடுப்பான்கள், அல்லது பீட்டா தடுப்பான்களைவிட தனித்து நன்கு செயல்படும்.

ஏற்பட வாய்ப்புள்ள பக்கவிளைவுகளும் எச்சரிக்கைகளும்

பெரும்பாலும் குறைவாக ஏற்படக்கூடியவை: வயிற்றுப்போக்கு, அரிதாக ஒவ்வாமை விளைவுகளாக முகம் வீக்கம், மூச்சுத் திணறல் ஏற்படலாம். கர்ப்பிணிகளும் கர்ப்பம் தரிக்க விரும்புவர்களும் பயன்படுத்தக் கூடாது.

மலச்சிக்கல், தலைவலி, இதயதத்துடிப்பு அதிகரித்தல், தோலில் சினப்புகள், தூக்கவுணர்வு, முகம் சிவத்தல், குமட்டல், கால் மற்றும் பாதம் வீங்குதல் போன்றவை ஏற்படலாம். கால்சியம் கால்வாய் தடுப்பு மருந்துகள் எடுத்துக்கொள்ளும்போது பம்ளிமாஸ் பழம் சார்ந்த பொருட்களை உண்ணுவதிலிருந்து தவிர்த்துக் கொள்ளவும்.

வகை	எடுத்துக்காட்டுகள்* மருந்தின் பெயர்	எப்படிச் செயல்படுகிறது
ஆல்ஃபா தடுப்பான்	டோக்சஸோசின், பிரஸோசின், டெரஸோசின்.	நோர்எபிநெப்ரின் என்ற நாளமில்லாச்சுரப்பின் விளைவுகளைத் தடுத்து, இரத்த நாளச் சுவர்களில் உள்ள செல்களை விரிவடையச் செய்கிறது.
ஆல்ஃபா-பீட்டா தடுப்பான்	கார்வெடைலோல், லாபிடலோல்.	ஆல்ஃபா தடுப்பான்களும் பீட்டா தடுப்பான்களும் இணைவதன் மூலம் செயல்படுகிறது.
மத்திய நரம்பு மண்டலத்தில் இயங்குபவை.	குளோனிடின், குவான்ஃபாசின், மீதைல்டோபா.	உங்கள் இதயத் துடிப்பு அளவும் இரத்த நாளங்களும் மூளையிலிருந்து நரம்பு மண்டலத்திற்குச் செல்லும் சமிக்ஞைகளைத் தடுக் கின்றன. இதன்மூலம் இதயத் துடிப்பு அதிகரிப்பதையும் இரத்த நாளம் குறுகுவதை யும் தடுக்கின்றன.
நேரடியான விரிவாக்கிகள்	மினாக்சிடில், ஹைட் ரலைசின்.	நாளச் சுவர்களின் தசை களின் மீது நேரடியாக இயங்கி தளர்வடையச் செய்து நாளம் குறுகுவதைத் தடுக்கிறது.

* இப்பட்டியலில் எடுத்துக்காட்டுகளாகக் கொடுக்கப்பட்டுள்ள மருந்துகள் அகரவரிசையில் இயற்பெயரில் கொடுக்கப்பட்டுள்ளன. மேலும்

ஏற்பட வாய்ப்புள்ள பக்கவிளைவுகளும் எச்சரிக்கைகளும்

'முதல் மருந்தளவு விளைவு' ஏற்படலாம் . இரத்த அழுத்தம் மிகவும் குறைவதால் கிறுகிறுப்பும் எழுந்து நின்றபிறகு திடீரென மயக்கமும் ஏற்படலாம். மற்றவை: தலைவலி, அதிரும் இதயத் துடிப்பு, குமட்டல், பலவீனம், எடை அதிகரிப்பு.

களைப்பு, கண் வறண்டுபோதல், கிறுகிறுப்பு, தலை லேசான உணர்வு, இரத்த குளுகோஸ் அதிகரிப்பு, இதயத்துடிப்பு குறைதல், திடீரென மருந்தை நிறுத்தும்போது நெஞ்சுவலியும் இதயநோய் இருந்தால் மாரடைப்புகூட திடீரென ஏற்டலாம். முன்னெச்சரிக்கைகள் ஆல்ஃபா தடுப்பான்களுக்கும் பீட்டா தடுப்பான்களுக்கும் உள்ளது போன்றதே.

கடும் களைப்பு, மனத்தெளிவுக் குறைவு, கிறுகிறுப்பு, ஆண்குறி விறைப்புக் குறைவு, மலச்சிக்கல், வாய் உலர்தல், தலைவலி, எடை அதிகரித்தல், சிந்தனை தெளிவின்மை, மனச்சோர்வு, தீடீரென மருந்தை நிறுத்துவதால் மிகவும் அபாயகரமான அளவுக்கு இரத்த அழுத்தம் திடீரென உயரும் வாய்ப்புள்ளது.

பொதுவாக இவை கட்டுப்படாத இரத்த மிகை அழுத்தத்திற்கு மட்டுமே மற்ற மருந்துகளுடன் பயன்படுத்தப்படுகின்றன. நெஞ்சுவலி, விரைவான இதயத்துடிப்பு, இதயப்படபடப்பு, உடலில் திரவத் தேக்கம், குமட்டல், வாந்தி, கிறுகிறுப்பு, முகம் சிவத்தல், தலைவலி, மூக்கு நாள திரவத் தேக்கம் (மூக்கடைப்பு), முடிகள் மிகையாக வளருதல், சிலருக்கு லுயுபஸ் நோய் போன்ற குறிகளும் ஏற்படலாம்.

கிடைக்கக்கூடிய மருந்துகளின் இயற்பெயர்களுக்கும் வணிகப்பெயருக்கும் உங்களுடைய மருத்துவரிடமோ மருந்தாளுநரிடமோ கேளுங்கள்.

இரத்த மிகை அழுத்தமும் உங்கள் இதயமும் 71

கூட்டுமருத்து சிகிச்சை

மருந்துகள் தேவைப்படுபவர்களில் பாதி பேருக்கு ஒரே மருந்து மூலம் இரத்த மிகை அழுத்தம் நன்கு கட்டுப்படும். இந்த மருந்துக்கு நல்ல விளைவுகள் ஏற்படவில்லையெனில் உங்கள் மருத்துவர் உங்களுக்கு மருந்தளவை அதிகரிப்பார். அல்லது வேறு ஒரு மருந்தைப் பரிந்துரைப்பார். அல்லது ஒன்றோடு பல மருந்துகளையே சேர்த்து இணைத்துக் கொடுப்பார்.

உங்களுக்கு வேறு மருத்துவப் பிரச்சினைகள் காணப்பட்டாலும் உங்கள் இரத்த அழுத்தம் 130/80 மிமீ பாதரசம் என்பதற்குக்கீழ் கொண்டு வரும் இலக்கு இருந்தாலும் உங்களுக்கு மூன்றோ அதற்கும் மேற்பட்ட வகையான மருந்துகளோ தேவைப்படலாம். சில இரத்த அழுத்தக் குறைப்பு மருந்துகளில் இரண்டு மருந்துகள்கூட இணைந்து ஒரே மாத்திரையாகக் கிடைக்கின்றன. எடுத்துக்காட்டாக,

- ஒரு நீர்ப்போக்கியுடன் பீட்டா தடுப்பான் மருந்துகள் இணைத்து
- ஒரு நீர்ப்போக்கியுடன் ஏசிஈ குறைப்பான் மருந்துகள் இணைத்து
- ஒரு நீர்ப்போக்கியுடன் ஆன்ஜியோடென்சின் II ஏற்பி தடுப்பான்களுடன் இணைத்து
- இணை இயக்கம் உள்ள இரண்டு நீர்ப்போக்கிகள் மருந்துகள் இணைத்து
- கால்சியம் கால்வாய் தடுப்பான் மருந்துடன் ஏசிஈ குறைப்பான் இணைத்து

இதுபோன்று இரண்டு மருந்துகள் இணைந்த ஒரு மாத்திரையை வாங்குவது செலவு குறைந்தது. இரண்டு மருந்துகளையும் தனித்தனி மாத்திரைகளாக வாங்குவது செலவுமிக்கது. நீங்கள் ஒன்றிற்கும் மேற்பட்ட இரத்த அழுத்தக் குறைப்பு மருந்துகள் எடுத்துக்கொள்பவராயின் உங்கள் மருத்துவரிடம் கேட்டு அதே மருந்துகள் ஒரே இணை மாத்திரையாக உள்ளதா எனக் கேளுங்கள். உங்கள் தேவைக்கு எது சிறந்த மருத்துவ சிகிச்சை என உங்கள் மருத்துவரிடம் கலந்து ஆலோசியுங்கள். நினைவில் கொள்ளுங்கள்: நீங்கள் மருந்துகள் எடுத்துக்கொண்டாலும் இரத்த மிகை அழுத்தத்தைக் கட்டுக்குள் வைக்க ஆரோக்கிய மான வாழ்க்கைமுறை மிகவும் அவசியம்.

கடைகளில் இரத்த அழுத்த அளவீட்டுக் கருவிகள்: சரியான அளவைக் காட்டுமா?

வளர்ந்த நாடுகளின் மருந்துக் கடைகளிலும் பலசரக்கு கடைகளிலும்கூட உடல் எடைக் கருவிகள் இருப்பது போல இப்போது இரத்த அழுத்தம் பார்க்கும் கருவி களை வைத்திருக்கின்றனர். புதிதாக இருக்கும்போது அவை சரியான அளவுகளைக் காட்டலாம். இவற்றை அவ்வப்போது சீராக்கி சரியாகப் பராமரிக்காவிடில் அவை தவறான முடிவுகளைக்கூட காட்டும்.

மேலும் இந்த இரத்த அழுத்த அளவீட்டுக் கருவியில் உள்ள காற்று அழுத்தப்பை பகுதி பொதுவாக மிகச் சிறியதாக இருப்பதால் அவற்றின் அளவுகள் சரியாக இருப்பதில்லை. காற்று அழுத்தப்பை உங்கள் மேற்கையின் நான்கில் மூன்று பங்கு இடத்தை அடைப்பதாக இருக்க வேண்டும்.

ஆரோக்கியத்துடன் வாழ்தல்

நீங்கள் ஆரோக்கியமாக வாழவும் நீண்ட காலம் வாழ வாய்ப்புகளை அதிகரிக்கவும் உங்கள் இரத்த மிகை அழுத்தத்தைக் கட்டுக்குள் வைப்பது மிகவும் அவசியமாகும். இதன்பொருள் மருந்துகளை எடுத்துக்கொள்வது, ஆரோக்கியமான உணவுத் திட்டத்தைப் பின்பற்றுவது, உடலியக்கச் செயல் பாட்டை அதிகரிப்பது, உங்கள் மருத்துவரை உரிய இடைவெளியில் சந்தித்து ஆலோசனை பெறுவது, உங்கள் இரத்த அழுத்தத்தை வீட்டிலேயே கண்காணிப்பது ஆகியவற்றைச் செய்வதாகும்.

உங்கள் இரத்த அழுத்தத்தை வீட்டிலேயே கண்காணியுங்கள்

நீங்கள் மருந்துக்கடையிலோ மருத்துவமனைப் பொருட்கள் விற்பனை செய்யவும் கடையிலோ உடற்பயிற்சிக் கருவிகள் விற்கும் கடைகளிலோ இரத்த அழுத்தம் அளக்கும் கருவியை வாங்கலாம். ஆனால் அதிலுள்ள காற்றழுத்தப்பை உங்கள் கைகளுக்குப் பொருந்துகிறதா என சரிபார்த்து வாங்குங்கள். தேவைப்பட்டால் உங்கள் மருத்துவரின் பரிந்துரையைக் கேளுங்கள்.

உங்கள் இரத்த அழுத்தம் நன்கு கட்டுக்குள் இருந்தால் நீங்கள் மாதம் 2 அல்லது 3 முறை பரிசோதித்தால் போதும். நீங்கள் வேலை செய்யும் நாளில் காலை இரண்டு முறையும் மாலை இரண்டு முறையும் என அளந்து அளவீடுகளைக் குறித்து

வையுங்கள். நீங்கள் ஓய்வு பெற்றவராயின் சுறுசுறுப்புடன் செயல்படும் நாளில் பரிசோதனை செய்யுங்கள். பின்னர் நீங்கள் நன்கு ஓய்வு எடுக்கும் நாளில் ஒருமுறை பரிசோதியுங்கள். உங்கள் இரத்த அழுத்தம் நன்கு கட்டுக்குள் இல்லாவிட்டால் உங்கள் மருத்துவரிடம் ஆலோசித்து எத்தனை நாட்களுக்கு ஒருமுறை பரிசோதிக்க வேண்டும் என கேட்டறியுங்கள்.

வீட்டிலேயே உங்கள் இரத்த அழுத்தத்தை அளந்தறிவது பலவிதங்களில் உங்களுக்கு உதவும்:

- நீங்கள் எடுத்துக்கொண்டிருக்கும் சிகிச்சை எவ்வளவு நன்கு வேலைசெய்கிறது என்பதை அறியலாம்.
- நீங்கள் சுகாதாரமான வாழ்க்கைமுறையைப் பராமரிப்பதற்கான ஒரு கூடுதல் உற்சாகத்தை வழங்கும்.
- 'வொய்ட்கோட் ஹைபர்டென்சன்' (மருத்துவரின் அலுவலகத்தில் இரத்த அழுத்தத்தை அளக்கும் போது பதற்றத்தினால் இரத்த அழுத்தம் அதிகரிப்பது) எனப்படும் இரத்த மிகை அழுத்தத்தை அடையாளம் காண உதவும்.
- இரத்த அழுத்தத்தை அளப்பதற்காக அடிக்கடி மருத்துவமனை செல்வதால் ஏற்படும் பணத்தை சேமிக்கலாம்.

வீட்டில் இரத்த அழுத்தத்தைக் கண்காணித்தால் கூட எப்போதும் உங்கள் மருத்துவரின் அறிவுரை களையும் ஆலோசனையும் மறுசந்திப்பையும் முறையாகப் பின்பற்றுங்கள்.

உங்கள் மருந்துகளைப் புத்திசாலித்தனமாகப் பயன்படுத்துங்கள்

உங்கள் மருந்துகள் தரும் பயன்கள் பெரும்பாலும் உங்கள் கைகளிலேயே உள்ளன. உங்கள் மருந்துகளை எப்போதும் எப்படி எடுத்துக்கொள்ள வேண்டும் என தெரிந்துகொள்வது மிகவும் அவசியம். ஏனெனில் இரத்த மிகை அழுத்த நோயாளிகளில் பாதிப்பேர்தான் சரியான நேரத்திலும் சரியான அளவிலும் மருந்துகளை எடுத்துக் கொள்கிறார்கள் என ஆய்வுகள் கூறுகின்றன.

நீங்கள் உங்கள் மருந்துகளைச் சரியான நேரத்திற்கு முன் எடுத்துக்கொள்ள நேர்ந்தால் அது உங்கள் இரத்தத்தில் மருந்தளவை அதிகரிக்கும். இந்த உயர்ந்த மருந்தளவு உங்களுக்குப் பக்கவிளைவுகளை ஏற்படுத்தும். நீங்கள் தாமதமாக மருந்துகளை எடுத்துக்கொண்டால் இரத்தத்தில் மருந்தளவு குறைந்து, இரத்த அழுத்தம் உயரலாம். அதுபோல் நீங்கள் மருந்துகளை முற்றிலும் நிறுத்திவிட்டால் உங்கள் இரத்த அழுத்தம் எதிர்வினையாக இரட்டிப்பாக உயரலாம்.

எனவே உங்கள் மருத்துவரும் மருந்தாளுநரும் தரும் ஆலோசனைகளைக் கவனத்துடன் கேட்டு, உங்களுக்கு சந்தேகமான விஷயங்கள் பற்றி வினா எழுப்பி நன்கு புரிந்துகொள்ளுங்கள். உங்களை நினைவுப்படுத்தும் அமைப்புகளைப் பயன்படுத்திக் கொள்ளுங்கள். அது மாத்திரைப் பெட்டியாகவோ கடிகாரங்களாகவோ அல்லது உங்கள் அன்பான துணைவரின் உதவியாகவோ இருக்கலாம்.

தொடர் கண்காணிப்பை முறையாகப் பெறுங்கள்

உங்களுக்கு முதல் நிலை அல்லது இரண்டாம் நிலை இரத்த மிகை அழுத்தம் உள்ளதா என்பதைப் பொருத்து நீங்கள் மருத்துவரின் ஆலோசனை பெறும் கால அளவு நிர்ணயிக்கப்படும். மேலும் உங்களுக்கு வேறு உடல்நலப் பிரச்சினை உள்ளதா, உங்களின் உடல் நிலையை நீங்கள் கவனித்துக் கொள்ளும் தன்மை போன்றவையும் கணக்கில் கொள்ளப்படும். நினைவில் கொள்ளுங்கள்: ஆரோக்கியமான வாழ்க்கைமுறை பழக்கங்கள், மருந்துகளைச் சரியாக எடுத்துக்கொள்ளுதல், உங்கள் மருத்துவரின் ஆலோசனைகளைப் பின்பற்றுவதில் ஒத்துழைப்பது போன்றவற்றால் நீங்கள் உங்கள் இரத்த அழுத்தத்தைக் கட்டுக்குள் வைக்கலாம்.

மேயோ கிளினிக்
உடல்நலக் கையேடு

ஃபிலிப் ஹாகென் எம்டி

தமிழ்ப் பதிப்பாசிரியர்
மருத்துவர் சிவசுப்ரமணிய ஜெயசேகர்

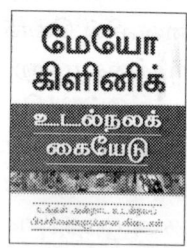

சிக்கலான மருத்துவப் பிரச்சினைகளை விரிவாக ஆராய்ந்து, அதற்கான சிகிச்சைகளை மேற்கொள்வது மேயோ கிளினிக்கின் தனிச் சிறப்பு. இதனை 100 ஆண்டுகளுக்கு மேலாகத் தொடரும், உலகப் புகழ்பெற்ற மேயோ கிளினிக்கின் நிபுணத்துவம், இப்போது தமிழில், உங்களுக்குப் புரிந்துகொள்வதற்கு எளிதான, தகுதியான இக்கையேட்டின் மூலம் கிடைக்கிறது. நம்பத்தகுந்த இந்தக் கையேட்டில் இன்றைய 150க்கும் மேற்பட்ட பொதுவான உடல்நலப் பிரச்சினைகள் பற்றிய நடைமுறைத் தகவல்கள் உள்பட உங்களுக்குத் தேவைப்படும் ஏராளமான விவரங்கள் இடம்பெற்றுள்ளன.

காய்ச்சல் எப்போது அபாயகரமானதாக இருக்கிறது? • முதுகு வலியைத் தடுப்பது எப்படி? • தலைவலியை எவ்வாறு தவிர்ப்பது? • தோலில் இருப்பது மச்சமா அல்லது புற்றுநோயா? • மாமோகிராம் யாருக்கு தேவை? எப்போது? • உங்களுக்கு மாரடைப்பு ஏற்படுவதைத் தவிர்ப்பது எப்படி? • உங்களுடைய ஆரோக்கியமான உடல் எடை எது?
• மனஅழுத்தத்தைத் தவிர்ப்பது எப்படி? • நல்ல மருத்துவரைத் தேர்ந்தெடுப்பது எப்படி? • மருத்துவ முறைகளை எப்படிக் கையாளுவது? • வீட்டில் மருத்துவப் பரிசோதனை – நல்லதா? கெடுதலா? • உணவுடன் இணைத்து உண்ணத் தகுந்தவை எவை?
• மாற்று மருத்துவத்தை எவ்வாறு மதிப்பீடு செய்வது?

பக்கம்: 504   விலை: ₹ 350

மேயோ கிளினிக்
நடைப்பயிற்சி
உங்கள் ஆரோக்கியத்திற்கான ஓர் எளிய வழி

தமிழில்
மருத்துவர் சிவசுப்ரமணிய ஜெயசேகர்

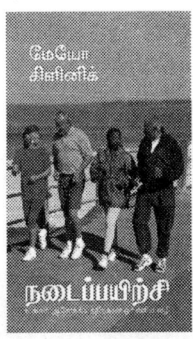

மகத்தான விஷயங்கள் யாவும் எளிமையானவை. நடைப்பயிற்சியும் அப்படித்தான். பார்ப்பதற்கு எளிமையானதாகத் தோன்றும் நடைப்பயிற்சி மகத்தான நன்மைகள் கொண்டதாக இருக்கிறது. நடைப்பயிற்சி நம்மை உடல்நலம் எனும் பாதையில் நடத்திச் செல்கிறது; முறையான நடைப் பயிற்சி வாழ்நாளை அதிகரிக்கச் செய்கிறது; மூட்டழற்சி, புற்றுநோய், மாரடைப்பு, எலும்புச்சிதைவு போன்ற நோய்கள் வராமல் தடுக்கிறது. அமெரிக்க நாட்டின் புகழ்பெற்ற மேயோ கிளினிக் வெளியிட்ட நூலின் தமிழ் மொழிபெயர்ப்பான இந்நூல், நடைப்பயிற்சி பற்றியும், அதைச் செய்யும் முறைகள் குறித்தும், நடைப்பயிற்சி வழங்கும் நன்மைகள் பற்றியும் எளிமையான நடையில் விளக்குகிறது.

பக்கம்: 64 விலை: ₹ 35

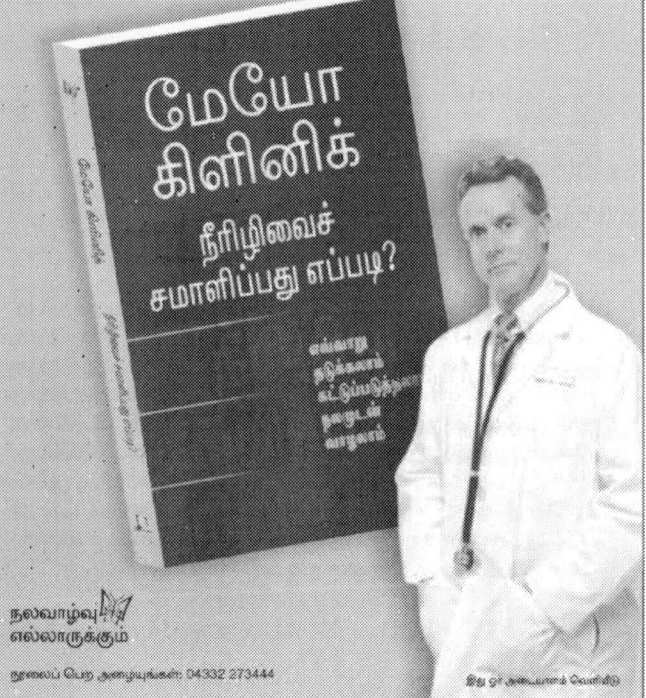